QUE SAIS-JE ?

La gerontologie

CHRISTOPHE DE JAEGER
Docteur en Médecine
Gérontologue, Physiologiste de la longévité
Chef de service
Lauréat de la Faculté de Médecine de Paris
Ancien Attaché en Premier des Hôpitaux de Paris
Chargé d'enseignement à la Faculté
de Médecine de Paris
Ancien Expert près la cour d'appel
Directeur du Centre d'Évaluation gérontologique à Paris

Troisième édition mise à jour

10e mille

DU MÊME AUTEUR

L'avenir heureux.
Aidez vos parents à mieux vieillir, Paris, Éd. Solar.
Guide encyclopédique de la forme et du bien-être, Paris, Le Seuil.
Les techniques de lutte contre le vieillissement, Paris, PUF, « Que sais-je ? », nº 3463.
La DHEA : mythes et réalités, Paris, Éd. Albin Michel.
Les secrets d'une bonne mémoire : la Pregnenolone, Paris, Éd. Albin Michel.
Vieillir, Paris, Éd. Le Cavalier bleu, « Idées reçues ».
La nouvelle méthode anti-âge, Paris, Éd. Odile Jacob.

PARTICIPATION À DES OUVRAGES COLLECTIFS

Gérontologie préventive, Paris, Éd. Masson, « Abrégé ».
Dictionnaire de la pensée médicale, Paris, PUF.

ISBN 978-2-13-056541-3

Dépôt légal — 1re édition : 1992
3e édition mise à jour : 2008, octobre

INTRODUCTION

« Donner la vie aux années qui restent à vivre. »

Nous pouvons de nos jours parvenir à la vieillesse. C'est un phénomène nouveau dans l'histoire de l'humanité et un défi collectif à relever. Depuis 1900, nous avons gagné plus de trente ans d'espérance de vie à la naissance dans les pays industrialisés. La gérontologie est la discipline qui étudie les maladies des troisième et quatrième âges, les mécanismes intimes du vieillissement et la place des personnes âgées dans notre société.

Cette discipline s'impose aujourd'hui, plus que jamais, à tous. Les réalités démographiques, économiques et humaines sont incontournables. Ces facteurs ont permis à la gérontologie de passer d'un statut de discipline marginale à celui de spécialité à part entière.

Contrairement à ce que croient la plupart de nos contemporains, la gérontologie n'est pas une spécialité triste ou déprimante. Trop longtemps, en effet, la gérontologie n'était que l'apanage de certains, médecins ou non-médecins, enfermés dans des hôpitaux ou des instituts sinistres et désolants où le seul espoir était la mort.

Nous avons la chance de vivre une époque où la gérontologie sera de plus en plus synonyme d'espoir et de vie retrouvée. Grâce aux découvertes médicales qui sont devenues quotidiennes, grâce à la recherche fondamentale qui offre tous les jours de nouvelles perspectives, grâce aussi à la formation de nouveaux intervenants (médecins ou non) et aux progrès des sciences sociales, le visage de la gérontologie passée a été bouleversé au cours de ces dernières années. Nous sommes aujourd'hui à la veille d'une révolution médicale gérontologique (dépistages, traitements, préventions) porteuse de nombreux espoirs.

Mais pour pouvoir venir en aide aux personnes vieillissantes (nous le sommes tous) ou déjà âgées, il convient d'avoir une vue générale sur la gérontologie.

C'est le but de cet ouvrage.

Il s'adresse principalement aux étudiants quelle que soit leur discipline et qui s'intéressent aux problèmes des personnes âgées et à toutes les personnes qui vivent ou travaillent avec des personnes âgées en bonne santé ou malades (famille, animateur, responsable de centre, assistante sociale, infirmière, médecin, psychologue...).

Quelques définitions

La sénescence. – Ce mot désigne le vieillissement normal d'un individu.

La gériatrie (du grec *iatron* : guérir). – La gériatrie clinique est une spécialité médicale visant au diagnostic, au traitement et à la prévention des maladies des personnes âgées.

La gérontologie (du grec *géron* : vieil homme, et *logos* : discours). – La gérontologie étudie la sénescence normale et pathologique sous tous ses différents aspects : médical, psychologique, social.

Le troisième âge. – L'appartenance au troisième âge est déterminée artificiellement, la plupart du temps entre 60 et 65 ans, par le renoncement à une activité professionnelle.

Le quatrième âge. – Il ne s'agit plus là d'un passage artificiel. Le quatrième âge est défini par l'apparition du handicap. Il s'agit donc d'une notion fonctionnelle et non plus administrative.

Vieillissement. – Du latin *aetas,* âge ou vie. Le fait de devenir vieux.

Chapitre I

LE VIEILLISSEMENT HUMAIN

I. – Historique des théories du vieillissement humain

Le vieillissement a toujours été partie intégrante de la condition humaine. Dès le début de la pensée humaine des philosophes, des naturalistes et enfin des médecins ont essayé d'expliquer le vieillissement. Nous distinguerons les théories anciennes dont le point de départ est philosophique et les théories modernes et actuelles basées sur des concepts scientifiques. Le gérontologue russe Zhores Medvedev, en a dénombré environ 300 en 1990. Leur nombre ne cesse de croître.

1. Les théories anciennes.

A) *Le vieillissement par perte.* – Ces théories sont pour la plupart très anciennes et considèrent le vieillissement comme étant la conséquence de la dissipation progressive d'un capital donné à la naissance (quelle que soit sa forme). Aristote (384-322) fut le premier à élaborer une théorie du vieillissement dans son ouvrage *De la jeunesse et du vieillissement.* Pour lui, le vieillissement était dû à la dissipation progressive d'un stock de chaleur « inné » ou « animale » avec lequel tout être vivant naît. En fait, les germes de cette hypothèse étaient déjà contenus dans les ouvrages d'auteurs présocratiques tel Héraclite d'Éphèse (environ 550-480). Galien (environ 129-199) va compléter ce concept de « perte de chaleur innée » par celui d'une perte progressive des humeurs liquides contenues dans le corps humain. Avec le temps le corps s'assèche et devient froid, sec et rigide. On en a conclu qu'il fallait réchauffer, humidifier et exercer le corps pour lutter contre le vieillissement. La métaphore comparant la vie à la flamme d'une lampe à huile dont le stock s'épuise au fil des ans est reprise au cours des siècles par de nombreux auteurs. Ce concept va évoluer vers celui de perte d'« énergie vitale » au XVIIIe siècle. Que cela soit le médecin allemand Hufeland (1762-1836), auteur d'un « art pour prolonger la vie humaine », l'Anglais E. Darwin (1731-1802) ou bien d'autres encore, tout le monde s'accordait à penser que le vieillissement n'était que le reflet de la consommation d'un principe actif qui prenait le nom parfois d'« énergie vitale » ou encore de « ferment vital ». À la fin du XIXe siècle, les premières tentatives de mesure du métabolisme basal montrèrent qu'il existe une corrélation entre la diminution du métabolisme basal et l'avancée en âge. La théorie de l'« usure de l'organisme » est aussi en vogue au XIXe siècle. Son origine est ancienne car on la retrouve à l'époque de l'Antiquité où Démocrite, Épicure et Lucrèce évoquent l'usure de la machine humaine avec le temps. Une des théories les plus modernes date du XVIe siècle où le médecin Santorio (1551-1636) évoque l'hypothèse d'une perte du pouvoir de régénération pour expliquer le vieillissement. D'après son livre, *De la médecine chiffrée,* publié à Venise en 1614, l'explication des différentes maladies qui frappent la personne âgée doit être cherchée dans l'incapacité du corps à réparer les dommages qu'il subit, dans un ralentissement du métabolisme et dans la diminution de la perspiration. Le médecin anglais F. Bacon (1561-1626) va reprendre ce concept dans plusieurs de ses ouvrages.

B) *Le vieillissement par involution anatomique.* – D'autres théories rendaient responsable du vieillissement du corps l'atteinte de certains organes spécifiques. L'involution du système cardio-vasculaire est évoquée puis infirmée par A. du Laurens dès 1597. Il citait l'hypothèse d'auteurs grecs et égyptiens qui pensaient que le vieillissement était dû à l'amaigrissement du cœur (organe mythique qui contenait l'énergie « vitale » de l'être), hypothèse contredite par ses propres travaux nécroptiques qui montrèrent que le poids du cœur était augmenté chez bien des décédés. Au XIXe siècle, le responsable du vieillissement n'était plus le cœur mais l'artère. Lobstein (1777-1835) a, le premier, décrit les lésions de l'artériosclérose et l'on a conclu que c'était l'obstruction progressive des artères qui était responsable du vieillissement. Un autre organe a longtemps excité les imaginations : le cerveau. Dès le Ve siècle avant notre ère, avec Alcméon de Crotone, puis tout au long de notre histoire, des hommes ont vu dans le cerveau le responsable du vieillissement. C'est au XIXe siècle que l'on découvre l'atrophie cérébrale et l'accumulation d'un pigment nommé la lipofuscine dans les cellules du cerveau. C'est une substance neutre qui s'accumule dans les cellules au cours du vieillissement. Les hypothèses basées sur l'involution glandulaire (en particulier des glandes sexuelles) étaient très populaires et remontaient à la plus haute Antiquité. De ces postulats naquirent de nombreux traitements basés sur l'ingestion de glandes ou d'extraits glandulaires sous forme de poudres ou d'injections (opothérapies). Certaines méthodes de rajeunissement dans la Chine ancienne étaient basées sur l'absorption d'extraits testiculaires d'animaux divers, ou sur la consommation du sang frais de jeunes décapités ou encore de lait de jeunes femmes. Mais tout au long de notre histoire, et encore de nos jours, l'opothérapie garde des adeptes. Le développement des techniques modernes de biologie a permis d'incriminer d'autres tissus ou hormones dans le processus du vieillissement : l'hormone de croissance (H. M. Evans et

J. A. Long en 1921), les gonadotrophines (Smith, Zondek, Ascheim en 1927) ou encore le thymus (Sir Mac Farlane Burnet en 1974). En réalité, on a très longtemps confondu cause et effet du vieillissement. Si le cœur ou le cerveau vont involuer, ce n'est pas pour autant la cause première du vieillissement. En revanche, l'usure de certains systèmes biologiques va favoriser ou accentuer le vieillissement d'une partie ou de la totalité de l'organisme, sans en être la cause première.

C) *La surcharge toxique.* – Un autre courant de pensée tout aussi ancien considérait le vieillissement comme la conséquence d'une intoxication progressive d'origine endogène ou exogène. Cette idée est exprimée au Moyen Âge et à la Renaissance dans les ouvrages de plusieurs médecins dont Paracelse (1493-1541). La découverte de dépôts de lipofuscine dans les cellules cérébrales par Mülhmann en 1900 semblait confirmer cette théorie de l'intoxication progressive. En 1902, le biologiste russe Élie Metchnikoff émet l'hypothèse de la fabrication de toxines responsables d'une intoxication progressive de l'organisme par des germes contenus dans le tube digestif ; ces toxines conduisant à l'atrophie du système nerveux central, à la sénilité et à la mort. Les théories mettant en cause une surcharge toxique vont connaître un regain d'intérêt avec les expériences d'Alexis Carrel (1873-1944). Il a réussi à maintenir en vie apparemment indéfiniment des fibroblastes d'embryon de poulet en les maintenant dans un milieu de culture enrichi d'extraits embryonnaires et épuré de ces déchets. À l'opposé, si l'on ne renouvelait pas le milieu de culture des cellules, leur croissance ralentissait et les cellules finissaient par mourir. L'addition de sang âgé au milieu de culture inhibait la prolifération cellulaire et aboutissait à la mort cellulaire. Les expériences de Carrel sont riches en enseignements sur la méthode expérimentale. La réalité était en fait différente, car le milieu insuffisamment filtré apportait, à l'insu de Carrel, des cellules jeunes qui venaient remplacer celles qui mouraient.

2. **Les théories modernes.** – Le tout début du XXe siècle a marqué un tournant dans les théories du vieillissement humain. L'essor des sciences – de la biologie en particulier – a permis de développer des théories plus scientifiques. L'Américain Sedgwick Minot a proposé en 1906, dans son livre *La nature et la cause du vieillissement,* une théorie proposant le vieillissement comme étant la conséquence de la perte du pouvoir d'accroissement et de multiplication des cellules. Il a décrit la réduction de la taille du noyau cellulaire et l'augmentation du volume cytoplasmique ayant pour conséquence une réduction de l'index nucléoplasmique au cours du vieillissement. Les travaux de Minot allaient dans le sens des hypothèses de F. Bacon qui pensait que le vieillissement était dû à une perte de la capacité de régénération du corps humain. Pour la première fois aussi, on considérait le vieillissement non plus comme un phénomène indépendant mais comme la suite normale de la croissance. Les expériences de Carrel en 1931 et de Lecomte en 1936 vont confirmer l'hypothèse cellulaire du vieillissement en montrant qu'il existe une grande différence du temps de cicatrisation en fonction de l'âge de l'individu. En effet, le temps de cicatrisation d'une plaie de 20 cm^2 est d'environ vingt jours chez un enfant de 10 ans et d'environ cent jours chez une personne de 60 ans. Cette vitesse de cicatrisation est fonction de la capacité de régénération des tissus et est donc fonction de l'âge.

Pour Aslan, comme pour beaucoup d'autres auteurs, l'espèce humaine pouvait rajeunir en utilisant des facteurs eutrophiques censés stimuler la prolifération cellulaire. Kunze, en 1933, pense que le vieillissement est en partie dû aux radiations cosmiques qui détruisent les cellules. D'autres auteurs, tels le Suisse von Euler ou Alexis Comfort (1956) vont faire appel aux théories thermodynamiques. Comfort écrit : « La sénescence est typiquement un phénomène vital indirect ; ce n'est pas une partie du programme de vie lui-même, mais plutôt un affaiblissement de la force directive de ce programme. » Le vieillissement intercellulaire n'a pu être mis en évidence que vers 1896 où P. C. Unna décrivit les caractéristiques microscopiques de la matrice extracellulaire normale et au cours du vieillissement. Il a fallu attendre 1948 puis 1958 pour que la composition biochimique et ultrastructurale de la matrice soit connue. Les fibres qui la composent voient leur synthèse et leur composition varier avec l'âge. Avery (1944), Bealle et Tatum (1945), Watson, Crick et Wilkins (1963) ont permis de découvrir la structure de l'ADN (l'Acide DésoxyriboNucléique contient l'information génétique de l'individu). Hayflick et Moorhead (1966) vont, grâce aux techniques de culture cellulaire, montrer que le vieillissement cellulaire dépendait du noyau et que la vitesse de réplication de l'ADN et sa capacité de réparation après irradiation étaient diminuées dans le fibroblaste vieillissant.

Par la suite, ils ont pu démontrer que les cellules en vieillissement font plus d'erreurs métaboliques que les cellules plus jeunes. Enfin, que les cellules avaient une durée de vie limitée, caractéristique de chaque espèce : la limite de Hayflick. Hayflick a donc infirmé la théorie de l'immortalité cellulaire de Carrel. Le processus cellulaire et moléculaire de vieillissement est inéluctable. La durée de vie cellulaire est génétiquement programmée.

3. **Les théories actuelles.**

A) *Les erreurs catastrophiques (Orgel, 1963)*. – Von Orgel (1973) pense que le vieillissement est dû à l'accumulation d'« erreurs catastrophiques » au cours des phénomènes de transcription. L'information génétique contenue dans l'ADN doit être transcrite sous forme d'ARNm (acide ribonucléique messager) pour pouvoir être lu par les ribosomes (unité de fabrication protéique de la cellule). Si une erreur se produit au cours de cette transcription, alors la protéine synthétisée (protéine de structure ou enzyme) sera inefficace, voire dangereuse pour la cellule. Ces erreurs vont aboutir à l'accumulation dans la cellule de protéines ou d'enzymes anormaux finissant par bloquer le métabolisme cellulaire et engendrer la mort cellulaire. Ces erreurs toucheraient le potentiel génétique (mutation) et la synthèse protéique. Les conséquences en cascade pour l'organisme sont délétères, conduisant à une désorganisation de tout le système.

B) *Les mutations somatiques (Curtis, 1971)*. – Toute cellule de l'organisme peut subir des mutations spontanées ou provoquées (environnement) qui altéreraient le fonctionnement de la cellule, puis de l'organe, et enfin de l'organisme entier. Ces mutations apparaissent de façon totalement aléatoire dans le génome. Plus le temps s'écoule et plus les mutations se multiplient.

C) *La théorie des radicaux libres (Harman, 1957)*. – Les radicaux libres sont issus du métabolisme normal de la cellule. Ce sont des molécules extrêmement réactives qui oxydent les molécules proches, afin de produire des polymères inactifs. Ils peuvent contribuer au vieillissement à plusieurs niveaux. Ils peuvent se lier aux macromolécules du tissu conjonctif et faire obstacle à la diffusion de substances nutritives vers les cellules périphériques et donc diminuer la vitalité des tissus avec l'âge. Leur liaison avec l'ADN est rendue responsable de certaines mutations génétiques pouvant détériorer certaines voies métaboliques et même être responsable de cancers. Les radicaux libres attaquent les lipides des membranes cellulaires (peroxydation) provoquant, par exempte, une réduction de la perméabilité membranaire. La perméabilité membranaire est essentielle au bon fonctionnement de la cellule. La membrane permet les échanges avec le milieu extérieur et transmet des informations. Toute altération des capacités de la membrane plasmique se traduit souvent par la mort cellulaire. Enfin, les radicaux libres vont être à l'origine de l'accumulation cellulaire de débris lipoprotéiques appelés « pigments de vieillissement » ou lipofuscine.

D) *La réticulation ou* cross-link *(Bjorksten, 1941)*. – Certaines macromolécules vont progressivement, au cours du vieillissement, se lier *(cross-link)* à d'autres macromolécules entraînant leur inactivation métabolique réciproque. C'est particulièrement vrai des fibres de collagène. Les fibres ainsi liées sont plus difficilement dégradées et constituent des agrégats que certains considèrent comme toxiques et, peut-être, responsables du vieillissement.

E) *Les théories génétiques*. – Le vieillissement est contenu dans le programme génétique de chaque cellule. Il ferait donc partie d'un ensemble cohérent menant tout individu de la naissance à la mort. Les travaux de Hayflick et de Moorhead vont dans ce sens. Ils ont montré que la durée de vie des fibroblastes diploïdes humains était limitée à un certain nombre de générations (environ 50) Hayflick a émis l'hypothèse que cette limite de prolifération était due à l'activation d'un mécanisme intracellulaire de vieillissement. On a aussi noté une grande différence entre les capacités de division de cellules provenant de donneurs d'un même âge. Certains facteurs de contrôle du vieillissement sont apparents au niveau des populations, ainsi que le démontrent les statistiques résultant d'études longitudinales sur des cohortes de jumeaux monozygotes et hétérozygotes et sur l'incidence des maladies associées au vieillissement. Il est possible d'identifier des changements similaires, au niveau moléculaire, dans le contrôle des processus de vieillissement à l'intérieur des cellules ou de l'organisme. Les changements fonctionnels de la cellule pourraient inclure la répression ou la dérépression de portions du génome à différents moments. Au cours de la morphogenèse, les gènes contrôlant la synthèse des composés de réactions biochimiques particulières sont exprimés à des moments précis du développement, prenant la relève de certains gènes devenus redondants. La programmation du vieillissement au niveau du génome pourrait également être due à la répression ou à la dérépression de gènes qui atténueraient l'activité de certaines souches cellulaires et créeraient de nouvelles voies métaboliques sénescentes. Plusieurs observations corroborent l'hypothèse de l'existence de gènes spécifiques du vieillissement de l'organisme qui deviendraient opérationnels avec l'âge. On a aussi suggéré l'existence de gènes pléiotropiques (Wiliams, 1957) dont la fonction changerait avec l'âge, ce qui pourrait expliquer l'effet séquentiel de ces gènes au cours de la vie. La théorie du développement et du vieillissement par la restriction des codons (Strehler et Barrow, 1970) est basée sur le fait que différents messages génétiques sont soumis, tout au long du développement, à une série de répressions-dérépressions, afin de mettre en circulation les protéines requises à certains moments précis du développement. Une répression définitive de certains codes génétiques pourrait entraîner la perte d'un métabolite qui serait indispensable au fonctionnement efficace de la cellule après la fin du développement et de la différenciation. Cette restriction d'accès au codon entraînant la substitution de certains éléments cellulaires fonctionnels, et la perte de constituants protéiques essentiels causeraient la mort de certaines cellules. D'autres théories génétiques du vieillissement incluent le phénomène de la redondance des gènes (Medvedev, 1966). La perte progressive d'information redondante dans le génome entraîne finalement la perte des séquences uniques (non répétitives) d'ADN contenant une information essentielle au bon fonctionnement de l'organisme, pouvant précipiter les phénomènes du vieillissement. Pour d'autres auteurs (Hart et Setlow, 1974) le vieillissement est un phénomène distinct des autres événements biologiques. Il est par cela déterminé par une série de gènes spécifiques. Selon ces auteurs, tous les mammifères seraient constitués d'entités biologiques qualitativement égales et les différences observées entre leur longévité maximale potentielle seraient dues aux mécanismes par lesquels ces parties sont maintenues en ordre, protégées et réparées. Les processus de protection et de réparation représenteraient les fonctions des gènes déterminant la longévité, et leur degré d'expression serait réglé par un nombre limité de gènes. Ces processus engloberaient les réactions de détoxication, les enzymes de réparation de l'ADN, les antioxydants endogènes, et d'autres réactions spécifiques. L'expression progressive de virus endogènes, la perte de récepteurs hormonaux, la diminution du taux de prolifération cellulaire, l'augmentation de l'incidence des cancers et des maladies auto-immunes, les altérations morphologiques de certaines cellules, l'apparition de protéines étrangères et les modifications membranaires pourraient toutes être associées à une dédifférenciation progressive du génome.

F) *Les théories immunologiques.* – Plusieurs auteurs pensent que les transformations affectant le système immunitaire pourraient être responsables de l'apparition de maladies chroniques et qu'elles pourraient aussi jouer un rôle dans le vieillissement. Le déclin de la réponse immunitaire s'accompagne d'une réduction de la capacité de réponse aux agressions antigéniques. En effet, le système immunitaire, en involuant, ne semble plus être en mesure de discriminer de façon efficace le soi de l'étranger. Le système immunitaire va donc confondre progressivement ses propres protéines avec des protéines étrangères (Burch et Walford, 1969). Les antigènes du complexe majeur d'histocompatibilité (groupe HLA) représentent des marqueurs potentiels de longévité tant en étant associés à une plus grande résistance aux infections. L'apparition de cancers ou de maladies auto-immunes ne serait que la conséquence de certaines modifications dans l'« horloge thymique », résultant d'un programme génétiquement déterminé et devant entraîner un déficit immunitaire.

G) *Les théories neuro-endocriniennes.* – Les phases du développement et de la maturation de notre organisme sont contrôlées en partie par des tissus endocriniens. Il est donc plausible que le vieillissement puisse être associé au déclin du système endocrine. La plupart des fonctions neuro-endocrines déclinent avec l'âge (hormones thyroïdiennes, corticosurrénales, testiculaires, ovariennes, hormone de croissance). Celles-ci dépendent de l'axe hypothalamo-hypophysaire (Everitt, 1973). L'effondrement du contrôle des régulateurs hormonaux aurait des effets directs sur le vieillissement. Pour certains, le centre de contrôle serait localisé dans l'hypothalamus ou dans l'épiphyse ou encore dans le thymus. Pour d'autres encore, la longévité serait réglée par une horloge biologique qui agirait sur les glandes endocrines et provoquerait la faillite des systèmes immunitaires et circulatoires. Ainsi, la dérégulation hypothalamique pourrait être causée par une perte de neurones, par une réduction de la sensibilité des récepteurs de l'hypothalamus à la rétroaction, ou par une insuffisance quantitative ou qualitative de neurotransmetteurs. Cette dérégulation entraînerait alors un début d'anarchie au niveau des systèmes effecteurs se traduisant par la survenue d'affections associées au vieillissement. La variation du métabolisme des neurotransmetteurs catécholaminergiques (Finch, 1976 et Samorajski, 1977) dans certaines régions du cerveau pourrait être le *primum novens* entraînant ensuite la cascade d'événements que nous venons de décrire.

4. **Synthèse.** – Aucune des théories modernes du vieillissement ne rend compte à elle seule de l'ensemble des phénomènes menant un organisme jeune au vieillissement et à la mort. Il n'y a pas d' « horloge », de « clef » responsable de l'ensemble de ces phénomènes, mais plutôt une succession de phénomènes indépendants (internes et environnementaux) dont les effets vont se potentialiser. Ces théories partent d'une ou plusieurs observations vraies et elles vont décrire à leur niveau (génétique ou moléculaire, endocrinien ou immunitaire...) une partie d'un même phénomène qu'est le vieillissement. Actuellement, seuls des examens physiologiques permettent de mieux comprendre chez chaque individu, qu'elle est la ou les phénomènes dominants.

II. – Physiologie du vieillissement

Le vieillissement – ou sénescence – peut se définir comme une diminution de la réserve physiologique des organes et des systèmes composant notre organisme. La sénescence débute à la fin de la période de croissance qui détermine l'entrée dans l'âge adulte. Un organisme adulte possède des réserves fonctionnelles qui lui permettent de surmonter des situations difficiles (effort, maladie). L'organisme vieillissant n'a plus à sa disposition ces réserves. Il ne peut donc plus faire face avec succès à certaines situations physiologiques (effort, adaptation climatique) ou pathologiques (maladies, accidents). À cette réduction physiologique vont s'ajouter les séquelles des maladies ou accidents qui ont pu émailler la vie du patient (maladies cardio-vasculaires, pneumologiques ou neurologiques). Cette réduction progressive conduit tout organisme vivant, après un laps de temps variable, à la mort.

1. **Le vieillissement différentiel.** – Il existe entre le vieillissement des individus des différences qui peuvent être considérables. Notre capacité à vieillir n'est pas identique d'un individu à l'autre et il s'agit sans doute là d'une des plus grandes inégalités qui existent sur notre planète. L'âge chronologique n'est que le reflet incertain de l'âge physiologique. Le vieillissement des différents systèmes biologiques n'est pas homogène. L'involution de certains systèmes débute bien avant d'autres et parfois dès la naissance. Leur involution se fait aussi à des vitesses parfois très différentes. Enfin, ils n'atteignent pas le même degré de dégénérescence. Les causes de ce vieillissement différentiel sont nombreuses mais on peut cependant les regrouper en quatre grandes catégories.

A) *Les causes génétiques.* – Dans nos populations euro-américaines, le parallélisme étroit des horaires du vieillissement chez les jumeaux monozygotes du même père, comparativement aux dizygotes et aux frères et sœurs ordinaires est la meilleure illustration qu'on puisse trouver de l'importance des facteurs héréditaires.

B) *L'absence d'usage ou le mauvais usage d'une fonction ou d'une aptitude pendant la croissance et l'âge adulte.* – Le vieillissement de la force musculaire sera, par exemple, d'autant plus rapide que l'activité physique des sujets aura été plus restreinte pendant leur enfance ou leur vie professionnelle. Au contraire, meilleur aura été leur entraînement pendant les vingt premières années de la vie, plus élevées seront les performances pendant les décennies suivantes. Même chez l'adulte, l'absence d'activités physiques, pour peu qu'elle soit prolongée, ne fait qu'accentuer le vieillissement de l'appareil locomoteur.

C) *Les facteurs de risque.* – Nombreux sont, dans le genre de vie des humains, les facteurs capables d'entraîner un vieillissement prématuré. Les plus étudiés jusqu'ici ont été des facteurs alimentaires. Point n'est besoin ici de rappeler l'accélération du vieillissement du système cardio-vasculaire chez les sujets peu actifs et suralimentés, à régime trop riche en lipides et en glucides. Une insuffisance en protéines animales de la ration aura, surtout passé 70 ans, un effet défavorable sur le vieillissement de l'organisme dans son ensemble en accélérant la fonte de la masse maigre. Parmi les autres circonstances aggravantes de la sénescence, citons les toxicomanies de masse (alcool, tabac), et toutes les situations anxiogènes de la vie quotidienne.

D) *Les maladies intercurrentes.* – Toutes les maladies graves et/ou traumatismes physiques ou affectifs sérieux peuvent entraîner une accélération du vieillissement, surtout passé la soixantaine. C'est le coup de vieux bien connu des médecins et des familles. Ce phénomène est particulièrement grave quand il s'accompagne d'un désintérêt pour la vie et d'une capitulation psychologique totale de l'individu.

L'âge physiologique est le reflet de l'âge réel de l'organisme. On peut l'apprécier en intégrant des paramètres mesurant l'état d'organes clefs ou de systèmes biologiques importants. La première batterie de test consiste à préciser les caractères anthropométriques du patient (taille, poids, masse grasse, masse maigre, diamètre du poignet, diamètre brachial...). Dans un second temps, on apprécie les capacités fonctionnelles de l'individu au repos (capacité vitale pulmonaire, pression artérielle, force musculaire, mesure des vitesses de conduction nerveuse, acuité visuelle, adaptation de la vision aux faibles luminosités...), puis à l'effort (épreuves cardio-pulmonaires). La mesure du métabolisme de base et de certains paramètres biologiques complètent cette seconde batterie de tests. La mesure des capacités cognitives constitue le dernier volet (mesure des capacités d'attention, d'apprentissage, de mémorisation, d'intégration visuo-spatiale). Les résultats obtenus peuvent ensuite être rapportés à des tables de références permettant de déterminer avec précision l'âge physiologique.

2. **Vieillissement normal et mortalité.** – Le vieillissement normal, ou sénescence, ou vieillissement primaire, touche tous les individus. Il conduit inéluctablement au décès de l'individu. Or les résultats de nombreuses études nécropsiques montrent que peu d'individus décèdent du fait de la sénescence. Ces études nous montrent que les décès sont le plus fréquemment dus à des pathologies, parfois multiples et parfois même méconnues. Ce sont donc les maladies qui limitent encore trop souvent notre espérance de vie et compromettent notre autonomie.

3. **Le vieillissement cellulaire.** – L'unité élémentaire de tout organisme est la cellule. Le mérite d'avoir montré que l'on pouvait cultiver des cellules hors de l'organisme vivant revient à Alexis Carrel au début de notre siècle. Mais c'est à Leonard Hayflick et Paul Moorhead dans les années 1960 que nous devons les principales informations sur le vieillissement cellulaire. Ils ont démontré que des cellules issues d'un embryon humain avaient la capacité de se diviser une cinquantaine de fois (selon le type précis de cellules). On mesure cette capacité de division cellulaire en plaçant dans une boîte de culture (boîte de Pétri) les cellules prélevées en présence d'un milieu nutritif contenant toutes les substances indispensables à leur survie. Ces cellules vont se multiplier et recouvrir uniformément

l'ensemble de la surface de la boîte de culture. C'est la confluence (représentant un doublement cellulaire). À ce stade, on va prélever des cellules et ensemencer une autre boîte de culture (nouveau passage). Et ainsi de suite jusqu'à ce que les cellules cessent de se diviser et meurent. Chaque lignée cellulaire se divise un certain nombre de fois avant de mourir. Cette espérance de vie est l'une des caractéristiques de la lignée cellulaire et de l'espèce dont elle est issue.

L'organisme se compose de cellules très différentes : des cellules souches primitives (cellules sanguines primitives), des cellules souches différenciées (érythroblastes, épithélium cornéen), des cellules intermitotiques différenciées (hépatocytes, cellules endothéliales) et des cellules postmitotiques (neurones, érythrocytes, cellules musculaires). Leur capacité de division est variable. Les cellules souches et les cellules intermitotiques gardent la capacité de se diviser si cela est nécessaire (cicatrisation, régénération). En revanche, les cellules postmitotiques ont perdu cette capacité. Nous naissons avec un certain nombre de cellules qui vont disparaître tout au long de notre existence sans être remplacées. Les cellules survivantes vont accumuler des signes de sénescence (dépôts de lipofuscine, réticulum endoplasmique moins dense...). Parallèlement, la capacité de régénération des cellules souches et intermitotiques va décroître au cours du vieillissement (altération du cycle cellulaire). Les altérations moléculaires touchent principalement les métabolismes protidiques et lipidiques. Une de ces conséquences est la modification de la perméabilité membranaire de la cellule. Les mécanismes oxydatifs (radicaux libres) contribuent à l'altération du fonctionnement cellulaire.

4. **Les changements macro-anatomiques.** – Le vieillissement normal d'un individu entraîne un certain nombre de modifications, apparentes ou non, de l'organisme. On connaît depuis longtemps les variations

de la composition du corps humain en fonction de l'âge. Un corps jeune est composé d'environ 66 % d'eau. Cette proportion va diminuer en vieillissant et passer à un peu plus de 50 %. Cette involution commence dès la fin de la croissance (ossification des cartilages épiphysaires). Cette réduction de l'hydratation touche principalement la masse maigre de l'organisme et traduit la diminution de la masse musculaire, de la masse calcique osseuse et l'involution de la plupart des organes. Parallèlement la masse grasse augmente. Elle augmente d'ailleurs plus vite que n'involue la masse maigre. Ce phénomène se traduit par une augmentation de poids habituellement jusqu'à 50 ans chez les hommes et 60-65 ans chez les femmes. La taille diminue à partir de la cinquantaine. Cette réduction de taille est d'environ 3 cm pour les hommes et de 4 à 5 cm pour les femmes. Elle est due à un amincissement des disques intervertébraux et à une augmentation des courbures physiologiques dorsales et lombaires (cyphose et lordose). Ce phénomène peut être accentué par des tassements vertébraux ostéoporotiques. L'épaisseur de l'abdomen, de la cage thoracique, la largeur du nez et la longueur du pavillon de l'oreille augmentent linéairement avec l'âge. L'élasticité de la peau diminue moins vite chez l'homme que chez la femme. Le grisonnement des cheveux est lié à une activité enzymatique plus réduite de la synthèse de mélanine. La raréfaction des poils survient également chez les hommes et les femmes et la chute des cheveux est habituellement liée à une insuffisance sécrétoire de testostérone.

5. Le vieillissement des systèmes physiologiques de l'organisme.

A) *Le vieillissement du tissu conjonctif.* – Le tissu conjonctif est omniprésent dans l'organisme humain. Il se compose de cellules (fibroblastes), de fibres (collagène, élastine, réticuline) et d'une substance fondamentale (eau, protéoglycanes, glycoprotéines). Les propriétés fonctionnelles du tissu conjonctif sont essentielles pour l'organisme : rôle de structuration, rôle d'échanges métaboliques et d'informations. Le vieillissement de la matrice extracellulaire (fibres et substance fondamentale) va se traduire par une altération des molécules (collagène, élastine, protéoglycanes, glycoprotéines). Le collagène, qui est la principale composante fibrillaire des tissus et qui constitue 25 à 30 % du contenu protéique de l'organisme, va augmenter quantitativement et se détériorer qualitativement (pontages ou *cross-link* entre les chaînes). La synthèse de l'élastine diminue avec l'âge, alors que les concentrations d'élastases (enzymes dégradant l'élastine) augmentent, aboutissant à une altération quantitative et qualitative des fibres élastiques. L'ensemble de ces phénomènes est variable en fonction de l'organe considéré. Le diabète est un modèle intéressant du vieillissement car il provoque un vieillissement prématuré du tissu conjonctif.

B) *Le vieillissement du système nerveux.* – Le système nerveux est essentiel car il préside à la fois à nos fonctions supérieures les plus nobles, mais aussi à la locomotion, tout aussi indispensable à notre autonomie. Il est constitué de cellules postmitotiques (n'ayant pas la faculté de se diviser). La perte quotidienne avoisine environ 100 000 neurones dès 20 ans : principalement au détriment des aires frontales et temporales du cerveau, ainsi que de l'hippocampe et du cervelet. On estime que le cerveau perd, de 20 à 85 ans, environ 8 % de sa masse et 10 à 15 % de son volume. Ces données sont confirmées par la tomodensitométrie cérébrale qui montre une atrophie cérébrale et une dilatation des ventricules. Les neurones sénescents se caractérisent par des dépôts granulaires de lipofuscine dans le cytoplasme, par une diminution du nombre des corps de Nissl et de l'ADN ribosomal, par une dégénérescence neurofibrillaire et granulovacuolaire, voire par des plaques séniles. Ces dernières modifications peuvent évoquer une maladie d'Alzheimer si elles sont associées à une démence. Le débit sanguin cérébral diminue de 100 à environ 50 ml par 100 g de tissu et par minute au-delà de 80 ans. La consommation d'oxygène du cerveau ne varie pas, mais en revanche l'extraction de glucose est diminuée. Les neurotransmetteurs sont également affectés par le vieillissement. Les catécholamines, l'acétylcholine et la sérotonine sont diminués. La démyélinisation des fibres nerveuses est responsable du ralentissement de conduction de l'influx nerveux.

C) *Le vieillissement du système locomoteur.* – Le système locomoteur est composé en grande partie de cellules postmitotiques. La masse musculaire diminue avec l'âge, traduisant une réduction du nombre et de la masse des fibres musculaires. Les fibres musculaires qui disparaissent seront remplacées par des inclusions fibreuses. Parallèlement, les fibres musculaires restantes vont s'hypertrophier. La taille de la jonction neuromusculaire va se réduire, ayant pour conséquence une réduction des performances musculaires. En revanche, l'endurance musculaire (en dehors de tout exercice violent ou sollicitant le système cardio-respiratoire de façon intense) est globalement conservée. La capacité d'étirement musculaire est plus réduite, entraînant une réduction de l'amplitude des mouvements. La prolongation du temps de contraction, de la période de latence et de la période réfractaire va affecter la coordination musculaire générale.

D) *Le vieillissement du système cardio-vasculaire.* – Son vieillissement est caractérisé par une perte de l'élasticité et de la contractilité cardiaque (altération du collagène et infiltrations amyloïdes). Au niveau cellulaire, l'accumulation de lipofuscine est constante.

Le nombre des mitochondries diminuent. Le volume télé-diastolique augmente et le débit cardiaque diminue (de 30 à 40 %). Le rythme cardiaque varie peu. La tolérance à l'effort est diminuée. Le système de conduction voit son nombre de cellules diminuer et est infiltré par des tissus fibreux aboutissant à des troubles de la conduction. Les anneaux valvulaires se calcifient et peuvent être à l'origine de souffles non pathogènes.

E) *Le vieillissement du système respiratoire.* – La surface pulmonaire décroît régulièrement d'environ 0,25 m^2 par an. Sa surface initiale est d'environ 70 à 80 m^2. Le rapport collagène/élastine décroît de 4 à 2. Il existe une augmentation de la compliance pulmonaire (dV/dP) secondaire à la réduction de la capacité élastique du parenchyme pulmonaire. Il existe aussi une réduction de la compliance thoracique du fait de l'amincissement des espaces intervertébraux, de l'accentuation de la cyphose dorsale, de la faiblesse des muscles respiratoires et de la calcification des cartilages costaux. En revanche, la capacité pulmonaire totale reste inchangée. Le volume résiduel (volume pulmonaire après une expiration forcée) augmente, entraînant une chute de la capacité vitale (le volume pulmonaire total est égal au volume résiduel additionné de la capacité vitale). Les débits respiratoires (VEMS) chutent en fonction de l'âge. La pression partielle en oxygène va passer, de 20 à 70 ans, de 95 à 75 kPa.

F) *Le vieillissement du système gastro-intestinal.* – L'involution cellulaire et tissulaire conduit à une réduction des sécrétions salivaires, gastriques et pancréatiques. Cette réduction est aggravée par une diminution de la surface des villosités intestinales. L'absorption du calcium et du fer est diminuée dès la cinquantaine. L'altération de la trame conjonctive du tube digestif favorise sa dilatation et sa fragilité muqueuse. Cette distension plus aisée favorise la constipation. La dégénérescence du système nerveux autonome entérique va altérer la régularité et la puissance des contractions péristaltiques (le tube digestif est animé de contractions rythmiques ordonnées permettant au bol alimentaire puis aux matières fécales de progresser régulièrement), accentuant les troubles de la digestion et la constipation. Les dysfonctionnements anorectaux sont fréquents du fait de l'augmentation des seuils de perception des stimuli de la défécation (altération du système neuronal).

G) *Le vieillissement du système immunitaire.* – La fonction immunitaire relève d'une coopération complexe entre plusieurs types cellulaires (lymphocytes). Cette coopération est sous l'influence de nombreux facteurs qui vont être altérés au cours du vieillissement et être responsables d'une relative immunodéficience. Les trois principales classes de cellules immunitaires sont les macrophages, les lymphocytes T et les lymphocytes B. Il existe de nombreuses sous-populations de lymphocytes T : les lymphocytes « tueurs » sont cytotoxiques et détruisent par contact les cellules devenues étrangères (par infection ou transformation) : c'est l'immunité cellulaire. Les lymphocytes auxiliaires et les lymphocytes suppresseurs régulent leur propre activité et celle des autres lymphocytes T, et vont intervenir dans l'activation des lymphocytes B. Les lymphocytes B sont sous le contrôle des macrophages, des lymphocytes T et des produits de leurs sécrétions (les anticorps) : c'est l'immunité humorale. Toutes ces cellules communiquent entre elles et avec les organes lymphoïdes du corps. L'information qui provient de signaux d'origine membranaire ou sécrétoire est détectée par des récepteurs membranaires et va, par l'intermédiaire des seconds messagers intracellulaires (AMPC : adénosine monophosphate cyclique ou GMPC : Guanine monophosphate cyclique), jusqu'aux gènes de structure ou aux gènes régulateurs contenus dans le noyau de la cellule. En général, l'activité immunitaire est très intense dès la naissance et jusqu'à la maturité sexuelle. Après ce stade, certaines capacités immunitaires déclinent linéairement jusqu'à environ 85 ans. Cependant, chaque type de réponse immunitaire vieillit différemment. L'atrophie de la masse lymphatique corticale du thymus commence après la maturité sexuelle et peut atteindre 85 à 90 % de la masse originale. Le thymus sénescent libère moins de thymosine et un plus grand nombre de lymphocytes T immatures. Si les quantités de lymphocytes T ou B varient peu avec l'âge, en revanche les sous-populations de lymphocytes T fluctuent (augmentation de leur activité suppressive). Les études de prolifération *in vitro* montrent une réduction de 20 à 50 % de leur capacité mitogène après exposition à un antigène. Les lymphocytes B sont moins altérés par le vieillissement. La quantité totale d'immunoglobulines a tendance à augmenter avec l'âge. Cependant, les interactions entre les lymphocytes B et certains antigènes ne stimulent que peu la synthèse d'immunoglobulines. Les macrophages semblent moins efficaces avec l'âge dans l'induction immunitaire et dans la phagocytose. De plus, une hyporéactivité marquée aux faibles antigènes contribue à réduire la surveillance immunitaire. Le vieillissement immunitaire est aussi marqué par une diminution de la tolérance au soi, ce qui fait apparaître des auto-anticorps dont les porteurs sont considérablement plus sujets aux cancers et aux maladies cardio-vasculaires que ceux qui en restent dépourvus. L'organisme âgé devient donc plus sensible aux agressions microbiennes et aux agents intrinsèques (cancers) ou extrinsèques normalement détruits par les lymphocytes T.

III. – Psychosociologie du vieillissement

Le problème de la vieillesse dans la société prend de plus en plus d'importance. Le nombre de gens âgés dans la population s'est fortement accru et tout indique que cette tendance ira en s'accentuant. Leur image est, dans la plupart des cas, ressentie par les générations plus jeunes de façon négative. Les stéréotypes qui sont véhiculés sont liés aux structures sociales. Les difficultés que rencontrent les personnes âgées trouvent leur origine dans le fait qu'elles n'exercent plus de rôle dans la production, la transmission du patrimoine et la transmission de la connaissance. Elles ne correspondent plus dans la civilisation qui est la nôtre aux critères matériels du succès. Les personnes âgées sont perçues comme à charge, donc en marge, étrangères dans un monde qui change vite et dont elles ont du mal à suivre les évolutions. Elles sont alors reléguées dans l'assistance et confinées dans la ségrégation.

1. **Historique.** – La vieillesse a émergé comme « problème social » au début du XXe siècle. Elle est demeurée longtemps une affaire privée ou relevant d'un réseau traditionnel d'assistance. Vieillir chez les hommes n'est pas une nouveauté, c'est l'augmentation de l'espérance de vie qui est nouvelle et crée des situations inédites. Il y a cent ans, rares étaient ceux qui mouraient en situation de retraité. La plupart prenaient une part active dans la vie jusqu'à leurs derniers jours. La diversité des activités leur offrant une large gamme de petits travaux moins pénibles et plus adaptés à leur situation organique. À côté de leurs activités pratiques, les personnes âgées assumaient leur intégration sociale par une série de rôles ou de services. Elles étaient dépositaires des traditions et les spécialistes expérimentés des techniques qui n'évoluaient pas encore à l'échelle d'une vie d'homme. Quand il y avait patrimoine, elles étaient détenteurs du pouvoir

économique, garantie principale de leur sécurité vis-à-vis des enfants. Cette conjonction de statuts et de rôles à part entière permettait à la personne âgée de satisfaire ses besoins psychologiques tout en restant socialement et culturellement active et donc intégrée. Au XIXe siècle, avec le développement de l'industrialisation et de l'urbanisation, on trouve schématiquement deux sortes de vieillesses. D'un côté, le vieillard qui tire l'essentiel de son autorité de son pouvoir économique. La vieillesse prend alors les contours exacts du patrimoine familial détenu et à travers la possession de ce capital, il exerce une autorité sur ses descendants dont la position sociale dépend de sa transmission. La solidarité entre générations s'exerce alors à l'intérieur de la famille. À l'opposé, on trouve ceux qui n'ont pas d'héritage à transmettre et dont le seul capital est la force du travail et l'expérience. Quant aux vieux ouvriers inaptes au travail et que la famille ne peut accueillir, pour eux, la vieillesse prend la forme de l'indigence et le seul recours est l'hospice ou le bureau de bienfaisance. C'est pour cette vieillesse démunie que s'est développé tout un réseau de secours, mal défini, public ou privé, relevant du concept de charité. Le vieillard indigent est associé aux infirmes et aux incurables privés de ressources. C'est après la Seconde Guerre mondiale que l'aide aux personnes âgées se dissocie en même temps que se développent les systèmes de retraites et qu'émerge une nouvelle conception de la vieillesse et de la manière de la gérer. Cette évolution est liée à l'essor démographique et à l'augmentation de l'espérance de vie des personnes âgées. On voit naître une population encore valide mais inactive, souvent démunie et n'ayant d'autres ressources que l'assistance. C'est donc sous l'effet de la généralisation des retraites que la vieillesse va se constituer en tant que groupe social ayant des problèmes spécifiques mais qui resteront néanmoins associés à ceux de la pauvreté. C'est en 1962, avec la publication du rapport Laroque que va naître « la politique vieillesse » qui jette les bases d'une politique nationale en faveur des personnes âgées. Elle fait désormais l'objet d'une intervention continue et spécifique. Ce nouveau mode de gestion a l'ambition de substituer à la ségrégation sociale l'idée d'intégration dans le milieu naturel de la vie par une politique de maintien à domicile et par la préparation, tout au long de la vie, d'une vieillesse pleine et épanouie. Il s'agit d'une politique tendant à prendre en considération tous les facteurs du vieillissement (conditions matérielles de vie, environnement, cadre de vie, santé, etc.) dont la réalisation, confiée à un ensemble d'organismes maître d'œuvre, doit permettre une meilleure adaptation en fonction des situations personnelles et locales. C'est une idée nouvelle en France où le problème du vieillissement n'avait alors fait l'objet que de mesures partielles ou ponctuelles ne concernant que certains aspects du vieillissement ou certaines catégories de population.

2. **Diversité et traits communs devant le vieillissement.** – Si le vieillissement ne se pose pas dans les mêmes termes pour toutes les sociétés, il est vécu également de façon différente selon les individus. Tous ne vieillissent pas au même rythme et n'accèdent pas à la même vieillesse. Plus que pour toute autre tranche de la population, les éléments qui composent le système sont de nature différente, d'interactions mal prévisibles et ambiguës du fait que vont se mêler, à chaque étage, le biologique, le culturel, le social, l'économique, l'individu et le groupe, le normatif et le psychologique. Mais aussi deux éléments qui en font l'originalité : le poids du passé sur le présent et l'absence de devenir : la mort. D'autre part, trois grandes situations déterminent l'inégalité sociale de la vieillesse : *le cadre de vie,* l'habitat, la situation géographique avec tous ses problèmes d'isolement et de communication, la nature des relations familiales, l'environnement so-

cial, les problèmes de santé ; *le niveau de vie,* déterminé essentiellement par le montant des ressources qui dépend de l'appartenance à une catégorie socioprofessionnelle, du statut matrimonial et de la poursuite d'une activité professionnelle au-delà de l'âge légal de la retraite ; et *le niveau d'instruction,* le niveau culturel, facteurs d'intégration dans la société et par conséquent cause d'inégalité dans la façon de vivre les troisième et quatrième âges. C'est ainsi qu'on retrouve des vieillards qui se réfugient dans l'alcoolisme, la névrose ou la démence d'un côté et les « habitués des croisières et clubs de golf » de l'autre. Le problème fondamental semble toutefois d'un autre ordre. Les personnes âgées peuvent être différentes, mais le lien entre elles est le même, à savoir la dévalorisation sociale lors du passage à la retraite. Dans les sociétés industrielles, l'élément intégrateur par excellence est le travail, source principale de récompense matérielle et morale. Celui qui ne travaille pas ou plus se sent rejeté par la société. Il n'a plus d'identité sociale. C'est cette image que la société renvoie aux personnes âgées qu'elle prive volontairement du droit au travail à partir de 60 ans. C'est le couperet de la retraite qui la fait apparaître comme une sentence de mort sociale. De nombreuses études ont montré à quel point les modifications du statut social entraînées par la cessation de l'activité professionnelle étaient une composante essentielle de la psychologie du retraité. D'une vie active, où les besoins psychologiques principaux, à savoir le besoin de sécurité, d'appartenance à un groupe, le besoin d'accomplissement de soi, de se développer, de créer, on passe à une vie passive où tous ces besoins se trouvent anéantis et sont remplacés de façon grise par le simple fait que la retraite est considérée comme amoindrissement vital et, pour la grande majorité, comme rupture et déconnexion radicale des circuits économiques et sociaux avec plus particulièrement : la perte d'objectifs et de rythmes imposés mais structurants, l'affaiblissement des désirs et des motivations, un rétrécissement de l'ouverture au monde et des échanges, un abaissement des capacités physiques.

3. **Psychologie du vieillissement.**

A) *Le vieillissement des fonctions cognitives.* – Les différentes fonctions cognitives ont tendance à s'altérer avec l'âge, bien qu'il existe de très importantes variations individuelles. Cependant, le maintien de ces fonctions n'est pas lié aux seuls facteurs endogènes mais dépend aussi de la stimulation créée par l'environnement, la personnalité et le degré de motivation de la personne. Entre en jeu également l'intérêt que suscite la tâche à accomplir. L'apprentissage (capacité à encoder, à mémoriser et à utiliser une information nouvelle) connaît un certain ralentissement dès 60 ans. Ce même phénomène existe pour les capacités d'abstraction ou de conceptualisation. Ainsi, on constate une rigidité intellectuelle se traduisant de plus en plus par des difficultés d'adaptation à de nouvelles situations. Des travaux récents montrent que les suppléances (plasticité neuronale) peuvent compenser les déficits cognitifs. Ces suppléances nécessitent l'intervention d'une stimulation extérieure et une motivation certaine de la personne.

B) *Notions de vieillissement en psychologie.* – En psychologie pure, la notion de vieillissement n'existe pas. Si l'on se réfère aux stades d'évolution d'un être humain où se succèdent l'enfance, l'adolescence, l'âge adulte, la maturité et la vieillesse qui correspond au stade terminal caractérisé par des pertes physiques, des incapacités croissantes et supposées naturelles et une détérioration de tout l'organisme, on peut dire du vieillissement psychologique qu'il est, d'une part, produit et décrypté par nous-mêmes qui le décrivons et par ceux qui le prennent en charge (médecine, société, organismes divers) puisque la libido d'un être humain est inépuisable et sans cesse renouvelée par les stimulations extérieures et les échanges. C'est ainsi qu'en leur absence, les personnes âgées se réfugient dans la névrose ou la démence. Cette situation ne viendrait pas du vieillissement de l'individu, mais d'une inadaptation à son environnement social, voire à son environnement idéologique. Quant aux changements naturels affectant les êtres vivants de leur naissance à leur mort, nous savons maintenant que certaines fonctions peuvent continuer à progresser. Ainsi nous sommes obligés d'avoir recours à un découpage chronologique de l'âge social, ne serait-ce que par référence aux textes qui réglementent les retraites ou les droits, mais ce découpage a le grave inconvénient de cloisonner la société qui s'ingénie elle-même à dresser les catégories d'exclusion, tels les troisième ou quatrième âges. C'est pourquoi le vieillissement de l'esprit ne fait pas référence à un âge précis. C'est ainsi que Tolstoï divorça à 83 ans pour aller refaire sa vie ailleurs dans de meilleures conditions, disait-il.

C) *L'adulte vieillissant.* – Le développement et la croissance se poursuivent donc au-delà de 60-65 ans, mais chaque individu affronte d'une façon personnelle les défis, anciens ou nouveaux, qui se présentent à lui. La plupart des adultes vieillissants sont en bonne santé physique et mentale. Le fait de se maintenir intellectuellement actif permet de conserver ses qualités et même de les développer. Car, c'est à ce moment que l'on montre ce que l'on a fait de sa vie et si l'on a su façonner sa personnalité à partir de son caractère ou si c'est l'environnement qui nous a moulé dans des stéréotypes de vieillissement plein de regrets et d'interdits. C'est dans la jeunesse qu'on programme sa vieillesse. Si on connaissait mieux et qu'on assumait pleinement cet âge de la vie, on pourrait en faire un des moments les plus heureux de l'existence. Pourtant on a du mal à prononcer le mot « vieillesse » même face à ses aînés. Pourquoi ? Parce que la plupart des stéréotypes qui y sont liés sont négatifs et entretenus par une société qui voue un culte à la jeunesse sans comprendre ce que la vieillesse peut apporter de spécifique dans le cycle des expériences de la vie. La première tâche qui incombe à la vieillesse sur le plan du développement humain est de clarifier, d'approfondir et d'utiliser l'expérience et les connaissances acquises. La crise à résoudre dans cet état consiste à accepter sa vie passée sans regret et aussi les rêves qui n'ont pas été réalisés. Ce moment crucial dans la vie d'un être qu'est ce bilan confirme l'importance d'une clarification de ses objectifs de vie afin de faire émerger le meilleur de soi-même et de vaincre une certaine fatalité qui pourrait nous faire croire que notre destin n'est pas entre nos mains. Les psychologues Peck et Erikson mettent l'accent sur les trois tâches importantes dont les vieillards doivent s'acquitter pour leur intégration personnelle : la différenciation du moi, c'est-à-dire définir « ce que je suis » en dehors du cadre professionnel. Il faut savoir reconnaître que le moi est diversifié et plus riche que la somme des fonctions professionnelles assurées. Sinon, il y a dépendance excessive à l'égard du masque social et perte de contact avec son être essentiel ; le dépassement du corps sachant que le souci du corps est une épreuve difficile surtout pour ceux qui tirent satisfaction exclusivement de leurs ressources physiques. Ils vivent un amoindrissement très négativement. Pour cela, il faut investir dès l'âge mûr dans une activité sportive que l'on puisse pratiquer tardivement ou en développant plus particulièrement les facultés mentales ou intellectuelles, voire sociales, qui peuvent s'accroître avec le temps ; le dépassement du soi lié à l'épreuve qui consiste à accepter l'idée de mort. On peut admettre sereinement cette idée en ayant la certitude d'avoir réalisé quelque chose dans sa vie et en tirant fierté et satisfaction de sa contribution à la culture et aux relations interpersonnelles que l'on a su tisser. La satisfaction d'avoir contribué au bonheur des autres permet d'acquérir un sentiment de pérennité. Mais il n'y a pas de règles strictes en ce domaine et les façons de vivre une vieillesse heureuse sont très variables et fonction des individus. Le type de vieillissement dépend aussi largement des personnalités. Les personnes « bien intégrées » se caractérisent par une vie intérieure complexe, un bon fonctionnement intellectuel, un moi compétent. Il y a dans ce groupe, les réorganisateurs très actifs, réfléchis, réceptifs quant aux activités desquelles ils tirent satisfaction. Les « désengagés » sont plus centrés sur eux-mêmes, moralistes et philosophes. Les « blindés » sont hyperactifs pour rester accrochés à la société ou en revanche complètement repliés sur eux-mêmes pour se défendre contre le vieillissement en économisant l'énergie et l'effort. Les « passifs » sont dépendants avec de forts besoins d'accompagnement, d'assistance et de prise en charge. Ils semblent d'ailleurs avoir été passifs toute leur vie, retirant très peu de satisfactions de toute activité.

C'est davantage la conception des idées qu'il faut changer. L'insertion sociale de la personne âgée se pose, avant tout, en termes d'urbanisme, d'aménagement, de transport, de communication. Elle porte aussi sur la création de petits logements intégrés au cœur des cités. Le statut social de la personne vieillissante dans la civilisation occidentale de production appelle une politique nouvelle qui n'en est encore qu'à des prémices contradictoires. L'organisation actuelle de la société est trop centrée sur les actifs et le vieillissement se traduit habituellement par la réduction de l'espace et des relations.

De très larges couches de populations âgées restent à l'écart des mouvements culturels, malgré les associations de retraités qui se font de plus en plus entendre. Le passage brutal de l'emploi complet à la retraite totale devrait faire place à un passage progressif (temps partiel, réduction de la durée hebdomadaire de travail). Ainsi la retraite deviendrait une plage, plus ou moins longue, permettant au phénomène d'exclusion d'être moins significatif. À l'évidence, la révolution démographique à laquelle nous participons n'est pas encore entrée pleinement dans nos mentalités ni dans les conceptions du secteur social et des pouvoirs publics. Ils continuent à agir comme si le véritable défi du vieillissement, que doivent affronter les pays développés, n'était ni identifié ni d'une terrible actualité. Peut-être faut-il penser que les personnes âgées ne sont pas des malades mais des personnes qui ont besoin d'aide, de gentillesse, de confort. Ainsi, ne doit-on pas les assister, mais au contraire les encourager à maintenir leur autonomie aussi longtemps que possible.

Chapitre II

LA DÉMOGRAPHIE GÉRONTOLOGIQUE

I. – Quelques chiffres

La France vieillit. En 2008, près de 21 % de notre population avait plus de 60 ans, soit plus de 13 millions de personnes (23 % ont moins de 20 ans). La France se situe dans la moyenne par rapport à ses voisins qui eux aussi ont largement franchi le cap des 20 % de personnes âgées (Allemagne, Belgique, Danemark, Italie, Royaume-Uni). Les plus de 75 ans représentent 4 millions de personnes. La tranche des 80-84 ans représente 1,3 million de personnes, la tranche des 85-89, plus de 700 000 personnes, la tranche des 90-94, 251 000 personnes et enfin, la tranche des plus de 95 ans 58 991 personnes dont environ 5 000 centenaires. Le nombre de personnes âgées de plus de 60 ans a augmenté de 3 millions en trente ans. C'est ainsi que le vieillissement de la population française devient manifeste depuis 1990. Les 10 millions des plus de 60 ans vivent principalement dans des communes urbaines.. Les 3 millions restant vivent dans des communes rurales où elles représentent 23 % de la population. Si les femmes sont moins nombreuses que les hommes jusqu'à 50 ans, entre 60 et 74 ans, on compte 55 % de femmes, et au-delà de 74 ans, les deux tiers des personnes âgées sont des femmes. Ces dernières sont fréquemment veuves (65 %), alors que les veufs ne représentent que le quart des hommes de 75 ans ou plus. C'est une des raisons qui font que les hommes ne résident que peu en maison de retraite

(6 % contre 12 % pour les femmes). Dernier point, on note que certains départements ont plus vieilli que d'autres. Il s'agit en particulier de Midi-Pyrénées, du Cantal, des Pyrénées-Orientales, de la Charente-Maritime, des Côtes-d'Armor et du Finistère.

II. – Le vieillissement de la société

Le vieillissement de la population, ou vieillissement démographique, est le phénomène le plus important de cette fin de siècle dans les pays développés. Le vieillissement démographique se définit comme l'augmentation, dans la population générale, de la proportion des personnes âgées. Une personne âgée étant pour un démographe une personne ayant dépassé une limite d'âge parfaitement arbitraire qui correspond le plus souvent à l'âge actuel de la cessation d'activité professionnelle, c'est-à-dire 60 ans. C'est le seuil du vieillissement démographique. Il s'agit évidemment d'une limite plus sociologique que physiologique. À 60 ans bien des individus sont loin d'être « vieux ». Le vieillissement démographique, à l'opposé de la sénescence, constitue un processus historiquement nouveau dans l'histoire humaine. Il est apparu dans les sociétés industrialisées à la fin du XIXe siècle. Le vieillissement d'une population n'est pas, bien sûr, superposable au vieillissement d'un individu. Pour qu'une population vieillisse, il faut que la proportion des âgés augmente (ce qui sous-tend que le nombre total d'individus reste constant ou diminue). Les démographes fixent généralement le seuil à 7 ou 8 %. Au-delà de ce seuil, la population considérée est dite « vieillie ». En deçà, elle est dite « jeune ». Entre 65 et 69 ans, on constate que 83 % des hommes et 50 % des femmes n'ont aucune incapacité ; qu'entre 70 et 74 ans, ces taux sont de 65 % et de 39 %. En d'autres termes, à 65 ans, un homme peut espérer vivre neuf ans sans incapacité et une femme six ans. À 80 ans, l'espérance de vie moyenne est de 6,6 ans pour les hommes et de 8,4 ans pour les femmes. Mais, en revanche, rares sont ceux qui franchissent les 100 ans. On évalue leur effectif à environ 5 000 en France. La population âgée vit de plus en plus dans des institutions.

Chaque pays, chaque culture, a une expérience spécifique du vieillissement. La population française a été longtemps la plus vieillie, c'est-à-dire la population qui comportait la plus forte proportion de personnes âgées. Cette population âgée connaît un double mouvement démographique et social : d'une part, le nombre des personnes très âgées (plus de 75 ans) augmente sensiblement, d'autre part, celui des personnes de 60-75 ans reste relativement stable. Mais en leur sein, la proportion des retraités augmente en raison de l'abaissement de l'âge du départ à la retraite.

Les mécanismes du vieillissement de la société sont doubles. Le premier progrès, le plus décisif, a consisté à repousser la mort. Ce progrès a conditionné tous les autres, depuis la limitation des naissances jusqu'à l'éclatement des structures familiales. Les progrès sanitaires (médicaux et sociaux) réalisés depuis la Seconde Guerre mondiale ont été si profonds que plus de la moitié des pays au monde ont une espérance de vie supérieure à 60 ans. Ainsi, en France, au milieu du XVIIIe siècle, l'espérance de vie était de l'ordre de 25 à 30 ans et 30 % des nouveau-nés décédaient, moins de la moitié parvenaient à l'âge adulte. Parmi ces rescapés, seulement 20 % atteignaient 60 ans et 1 % fêtaient leur quatre-vingtième anniversaire. Aujourd'hui, la durée de vie moyenne atteint 72,3 ans pour les hommes et 80,6 ans pour les femmes. Le risque de mourir avant 20 ans étant de 1,8 %. À l'âge de 60 ans, l'espérance de vie, qu'on pourrait désormais appeler l'espérance de retraite, avoisine 18 ans pour les hommes et 23 ans pour les femmes.

L'époque contemporaine se caractérise par des déséquilibres démographiques d'une ampleur inédite dont les conséquences seront d'une grande importance pour l'évolution économique, stratégique et politique du monde. Les historiens du futur verront sans nul doute, là, un des phénomènes majeurs, sinon le phénomène majeur, du passé récent et des prochaines décennies. Dans les pays riches, la sous-fécondité s'installe et entraîne une menace de forte dépopulation et surtout de vieillissement sans précédent. Dans les pays pauvres, à l'inverse, le spectre de la surpopulation continue à hanter le futur. L'un et l'autre ne vont pas sans risque majeur. Une population décroissante vit sur le capital accumulé par des générations antérieures, toute la question est alors de savoir comment évolue le rendement de ce capital et en particulier le rôle joué par le capital humain.

III. – Les particularités de l'évolution démographique

1. **Les inégalités géographiques.** – La répartition de la population âgée sur le territoire français est très hétérogène. La France est divisée en 26 régions et en 100 départements dont quatre d'outre-mer. La proportion des personnes âgées varie du simple au triple selon les départements. Ainsi, la Creuse a près de 30 % d'habitants de 65 ans et plus, alors que l'Essonne n'en a que 8 %. D'une manière générale, la proportion des 65 ans et plus, en milieu rural, dépasse les 20 %. Le dépérissement des zones rurales pose de redoutables problèmes quant à l'insertion sociale des personnes âgées et à l'accessibilité des services qui leur sont destinés.

2. **Les inégalités sexuelles.** – L'espérance de vie moyenne en France serait de 80 ans pour les femmes et 72 ans pour les hommes. L'écart de vie entre les deux sexes s'accroît et le franchissement du seuil des 80 ans de vie moyenne féminine place la France à cet

égard au premier plan mondial (c'est ce que l'on appelle « la vieillesse au féminin singulier »). En revanche, la vie masculine est inférieure à celle des autres pays européens. L'écart en France entre les deux sexes est de 8,3 ans alors qu'en Europe, il n'est que de 6 ans.

3. **Les inégalités socioprofessionnelles.** – L'espérance de vie est très différente selon les catégories socioprofessionnelles, ce qui appelle un commentaire sur l'âge de la retraite. En effet, tout en bas de l'échelle, les ouvriers agricoles et les manœuvres n'ont plus, à 35 ans, que 30 ans à vivre en moyenne ; les ouvriers spécialisés du secteur privé vivront deux ans de plus et à l'autre extrémité les cadres supérieurs et les membres des professions libérales ont à 35 ans une espérance de vie de 40 ans et plus.

4. **Vieillissement démographique et finances publiques.** – Dans toutes les populations connues, le nombre de jeunes est supérieur à celui de vieux. Pour la première fois dans l'histoire, cette observation est en passe de se trouver infirmée. Si les tendances actuelles de la fécondité persistent dans plusieurs régions d'Europe, le nombre des personnes âgées l'emportera nettement sur les jeunes au point de devenir double d'ici trois à quatre décennies. La pyramide des âges sera donc inversée. Si les conséquences financières sont les plus étudiées actuellement, en particulier en matière de retraite, il y a tout lieu de penser que l'incidence sera plus large et que le fonctionnement d'ensemble de l'économie et de la société sera très affecté par cette tendance démographique. Pour la France, il a été calculé que le vieillissement de la population devrait entraîner une majoration importante du taux des cotisations, et/ou une amputation du niveau des retraites, et/ou un relèvement de l'âge du départ en re-

traite. La solution viendra d'un mélange de ces trois possibilités.

Ainsi, d'un côté, la persistance d'une grave sous-fécondité annonce un dépeuplement important pour le futur proche et donc une menace de survie des institutions et de l'héritage culturel de notre société. En ce sens les pays européens ont une communauté de destin et il est regrettable que la construction de l'Europe, dite sociale, ne soit qu'une annexe de l'Europe des entreprises, délaissant la question essentielle, celle de sa survie. La démographie n'est pas seulement une comptabilité aride, c'est une matière vivante, inscrite au cœur des réalités les plus importantes et du vécu quotidien : l'amour, la vie et la mort des hommes, l'extension et le déclin des civilisations, les affinités et les tensions entre les peuples. Derrière le langage des chiffres, la démographie raconte la grande aventure de l'humanité.

Chapitre III

LES PATHOLOGIES

I. – Maladies et vieillissement

1. **Le vieillissement est-il une maladie ?** – Pour une partie importante de la communauté scientifique, le vieillissement n'est pas une maladie. Pas plus que l'adolescence n'en est une ou l'enfance. Il s'agit d'une phase de notre évolution personnelle. Cette évolution débutant à la conception (fusion des gamètes mâle et femelle) et se poursuivant au cours du développement intra-utérin, de l'enfance, de l'adolescence, de l'état adulte et de la vieillesse. Ce sont là autant de stades d'une même évolution générale. Cette évolution est dictée par notre code génétique et modulée par notre environnement. Mais aux États-Unis, au Japon et maintenant en France, des médecins et des scientifiques pensent de plus en plus que le vieillissement ne serait que l'expression d'une maladie « originelle » dont nous serions tous atteints.

2. **Le vieillissement favorise-t-il les maladies ?** – Une des principales caractéristiques d'un organisme vieillissant est la perte de sa capacité d'adaptation fonctionnelle. En perdant notre capacité d'adaptation à notre environnement, notre organisme devient plus vulnérable aux agressions extérieures (infectieuses, toxiques, stress...). Le système immunitaire en vieillissant va perdre sa capacité de réponse aux agressions bactérienne, virale, mycosique. Une infection d'ordinaire banale, telle que la grippe, va pouvoir se déve-

lopper plus facilement et plus rapidement dans un organisme vieilli et fragilisé. L'organisme prendra aussi plus de temps pour réagir à l'agression et en venir à bout. Enfin, la convalescence sera, elle aussi, plus longue. Un autre exemple vient du système cardio-vasculaire. Les grosses artères du corps (et en particulier l'aorte) sont élastiques et permettent d'absorber l'onde de pression provenant de l'éjection du sang du ventricule gauche. Au cours du vieillissement, les parois artérielles deviennent moins élastiques et sont donc moins aptes à l'absorption de l'onde de pression. Il en résulte une hypertension artérielle prédominant sur les chiffres systoliques de la pression artérielle. La pression artérielle est caractérisée par deux chiffres qui ont tout deux une valeur : la systolique ou maxima est le chiffre le plus élevé et la diastolique ou minima est le chiffre le plus bas. L'hypertension artérielle touche environ 30 % de la population âgée en France. Là encore, le vieillissement du système artériel qui physiologiquement se traduit par une rigidification des artères, va favoriser l'installation d'une maladie qui est l'hypertension artérielle, qui ensuite va évoluer indépendamment. L'hypertension artérielle est donc une des conséquences du vieillissement de la paroi artérielle des grosses artères du corps. Cette hypertension artérielle, si elle n'est pas bien traitée, va à son tour contribuer à altérer les parois artérielles de l'ensemble du système cardio-vasculaire. Il s'agit presque d'une cascade d'événements pathologiques qui peuvent, après des années, aboutir au décès.

Cet aspect de la pathologie est essentiel car il aboutit tout naturellement à la notion de prévention. Le dépistage précoce de certaines maladies dès la quarantaine ou la cinquantaine pourrait, grâce à leur traitement immédiat, bloquer leur évolution péjorative.

3. **Certaines maladies favorisent-elles le vieillissement ?** – On peut dire que toute maladie non traitée

contribue à détériorer le corps humain et donc à favoriser son vieillissement prématuré. Les maladies vont altérer les tissus en créant des lésions cellulaires et/ou tissulaires proches de celles observées au cours du vieillissement normal. L'exemple du diabète est parlant. Après des années d'évolution et de déséquilibre, il va être à l'origine d'altérations des parois vasculaires mimant les lésions trouvées chez des individus très âgés. L'état vasculaire d'une personne de 40 ans diabétique mal équilibrée sera semblable à celui d'une personne de 70 ans, ou plus, non diabétique. Là encore la notion de prévention prend toute sa valeur.

II. – Les particularités de la pathologie gérontologique

Les maladies que l'on rencontre chez la personne âgée portent le même nom que chez les plus jeunes. En réalité, leur expression clinique est parfois des plus déroutantes. Un infarctus du myocarde peut, par exemple, passer totalement inaperçu (sans la grande douleur thoracique). Une maladie de Parkinson, qui habituellement se révèle (à 50-60 ans) par des tremblements des extrémités, devra être évoquée devant un simple syndrome dépressif, même isolé. Le traitement de la maladie devra répondre à des impératifs liés au métabolisme particulier de la personne âgée. Le rein, le foie n'éliminent pas les médicaments de la même manière à 30 ans qu'à 75. Mais qui plus est, les médicaments n'ont pas non plus le même impact sur l'organisme en fonction de son âge. La conséquence en est souvent une kyrielle d'effets secondaires, voire d'accidents, liés aux thérapeutiques. Ces particularités irritent volontiers beaucoup de médecins ou de thérapeutes qui se sentent très embarrassés devant certains syndromes peu classiques, ou par une susceptibilité particulière du corps âgé face à notre arsenal thérapeutique habituel.

III. – Les maladies devenant plus fréquentes avec l'âge

Nous avons voulu dans ce chapitre rassembler des notions claires sur quelques maladies fréquentes après 50 ans. Pour chacune d'entre elles, nous donnons une définition, les symptômes les plus fréquents, l'évolution, les principes du traitement médical ou chirurgical, et enfin, quelques notions de prévention lorsqu'elles existent.

1. Les maladies cardio-vasculaires.

A) *L'angine de poitrine ou angor.* – La fréquence de la maladie coronarienne athéromateuse augmente avec l'âge. Sa symptomatologie est plus diffuse et parfois trompeuse. La douleur angineuse est moins fréquente du fait d'une autolimitation des activités de la personne. La dyspnée ou essoufflement peut remplacer la douleur et égarer vers une cause pneumologique. De la même façon, les douleurs peuvent toucher l'épaule ou le bras et évoquer une périarthrite scapulo-humérale ou une névralgie cervico-brachiale d'autant plus facilement que les radiographies montrent des lésions ostéo-articulaires compatibles avec les douleurs. Une douleur thoracique postprandiale (après le repas) peut traduire une ischémie coronarienne, mais peut aussi très bien évoquer une hernie hiatale ou une gastrite. Des examens complémentaires doivent toujours être faits pour préciser le diagnostic. L'électrocardiogramme peut montrer des signes évidents de souffrance myocardique, voire d'infarctus ancien passé inaperçu, ou encore être parfaitement normal, ce qui n'élimine pas le diagnostic. L'électrocardiogramme d'effort peut, s'il est réalisable, apporter des éléments supplémentaires. La réalisation d'un tel examen peut être rendu difficile par les troubles locomoteurs (manque de coordination, faiblesse musculaire) ou neurologiques, souvent accentués par l'anxiété. Une adaptation de l'équipement médical aux handicaps gériatriques, une sensibilisation du personnel et une augmentation du temps prévue pour l'examen permettent le plus souvent sa réalisation. La sensibilité de cet examen peut être améliorée par le recours à la perfusion de Thallium au cours de l'effort. En cas d'échec du traitement médical, et si le patient peut bénéficier d'une chirurgie coronarienne (état général et psychologique), on peut avoir recours à la coronarographie. La coronarographie est un examen invasif nécessitant une hospitalisation. Les risques d'accidents ou d'incidents sont plus élevés chez la personne âgée, tout en restant très faibles. Les renseignements obtenus sont d'excellente qualité. Mais il existe aujourd'hui un examen intermédiaire porteur de nombreux espoirs : l'angioscan ou scanner des coronaires. Il requiert des équipements très performants et des équipes bien entraînées pour avoir des résultats fiables. Cet examen ne nécessite pas d'hospitalisation. Le traitement est avant tout médical. Il est remarquablement efficace, mais souvent à l'origine d'effets secondaires. Les dérivés nitrés constituent à la fois le traitement de la crise (comprimé à croquer sous la langue ou pulvérisation sous la langue) et le traitement au long cours (comprimés, gélules, ou *patch* cutanés). Ils doivent être débutés à petites doses pour éviter les hypotensions (pouvant provoquer des chutes ou des syncopes) ou les maux de tête survenant après les prises. Les bêtabloquants sont très efficaces mais ayant d'importantes contre-indications chez la personne âgée (insuffisance cardiaque, troubles de la conduction, artérite, maladie pulmonaire chronique). Les inhibiteurs calciques doivent être utilisés avec précaution. Les uns sont contre-indiqués en cas de troubles de la conduction et les autres sont souvent à l'origine d'hypotension orthostatique. Le traitement des facteurs de risque vasculaire (hypertension artérielle, hypercholestérolémie, tabac) doit toujours être envisagé en fonction de l'âge, de la gravité de l'atteinte vasculaire et de la gravité de l'intoxication. La dilatation des coronaires par ballonnet avec pose de stent actif ou non (petit ressort qui empêche la resténose de l'artère et qui peut être enduit d'une substance antithrombogène : stent actif) est une technique aujourd'hui bien maîtrisée et qui peut être appliquée dans des cas de plus en plus large en fonction de l'expérience de l'équipe de cardiologues interventionnistes. Le progrès des techniques chirurgicales et de réanimation font que l'âge ne doit plus être considéré comme une contre-indication à la chirurgie cardiaque.

B) *L'infarctus du myocarde.* – L'infarctus du myocarde peut survenir d'emblée ou compliquer une angine de poitrine existante depuis longtemps. Le pronostic en est moins bon chez la personne âgée, car les complications (insuffisance cardiaque, troubles du rythme...) sont plus fréquentes. L'hospitalisation est indispensable et mieux dans une unité de soins intensifs. Les traitements (anti-arythmiques, vasodilatateurs, anticoagulants, antalgiques) devront être adaptés à l'âge physiologique du patient. Les problèmes dus au nouvel environnement (adaptation, problème de communication) et à l'alitement (infections urinaire, broncho-pulmonaire, incontinence, constipation, etc.) devront être soigneusement pris en charge afin de favoriser un retour à l'autonomie rapide. La rééducation cardiaque complétera toujours avantageusement le traitement médical.

C) *L'insuffisance cardiaque.* – L'insuffisance cardiaque est l'impossibilité pour le cœur d'assumer son travail normal de pompe. Les causes les plus fréquentes d'insuffisance cardiaque sont l'insuffisance coronarienne évoluée, l'hypertension artérielle, et les maladies valvulaires. Moins fréquemment, on trouve le cœur pulmonaire chronique, les endocardites, les cardiomyopathies, les cardiopathies thyroïdiennes et l'amylose cardiaque. L'insuffisance cardiaque peut s'installer progressivement ou au contraire brutalement à la suite d'une maladie intercurrente (infarctus, embolie pulmonaire, endocardite, arythmie, pneumopathie aiguë, surcharge sodée, anémie, hyperthyroïdie, maladie de Paget, arrêt intempestif d'un médicament, intoxication digitalique, traitement cardio-dépresseur) qui vient décompenser un cœur sain ou déjà insidieusement malade. L'insuffisance cardiaque se traduit cliniquement par un essoufflement à l'effort, voire au repos, ou encore paroxystique. Là encore, cette symptomatologie peut être masquée par une réduction progressive des activités de la personne. Une asthénie physique, une insomnie, des périodes d'agitation, de confusion ou d'incontinence, une réduction de l'autonomie, un amaigrissement peuvent parfois être les seuls signes d'une insuffisance cardiaque. Son traitement est médical. Le repos reste un aspect essentiel de la thérapeutique. Il devra être au fauteuil et non au lit. Une kinésithérapie douce devra être envisagée très rapidement. Les anticoagulants, les inotropes positifs (digitaline), les diurétiques, les vasodilatateurs périphériques sont les médicaments de l'insuffisance cardiaque. Leurs doses devront soigneusement être adaptées à l'âge physiologique de la personne malade, étant donné l'importance des effets secondaires (hypotension orthostatique, troubles ioniques, etc.) qu'ils peuvent provoquer. Mais on oublie trop souvent que le myocarde est également un simple muscle. Et qu'à cet égard, il faut le traiter comme tout muscle et donc le rééduquer activement. Le repos est certes indispensable dans la phase aiguë, mais est préjudiciable dans la suite du traitement. Le muscle cardiaque peut se développer à condition qu'on l'entraîne et qu'on lui donne ce qui est physiologiquement nécessaire à son bon fonctionnement.

D) *Les maladies valvulaires.* – Les maladies valvulaires ou valvulopathies sont des anomalies des valves cardiaques qui séparent les différentes cavités cardiaques les unes des autres. Ces anomalies peuvent être des rétrécissements de l'orifice d'éjection ou des insuffisances de continence des valves, ou une association des deux. Ces anomalies sont à l'origine d'un souffle cardiaque audible au stéthoscope. Deux origines sont prépondérantes dans nos pays : les séquelles d'un rhumatisme articulaire aigu ancien ou la maladie scléro-calcique. La valvulopathie la plus fréquente et la plus grave est le rétrécissement aortique calcifié (RAC). Il apparaît souvent après 70 ans sous la forme d'une dyspnée associée à l'angine de poitrine et parfois, à des syncopes. Il s'aggrave toujours et son risque majeur est la mort subite. Il doit donc faire l'objet d'un bilan soigneux quel que soit l'âge du patient. L'écho-doppler aortique permet une bonne appréciation des lésions valvulaires. Le seul traitement est le remplacement valvulaire aortique qui peut être réalisé jusqu'à un âge avancé. Les résultats sont spectaculaires et les bénéfices en termes de prolongation et de qualité de vie sont indiscutables. Une alternative au traitement chirurgical est la dilatation par ballonnet de la valve aortique, mais ce traitement est souvent décevant à moyen terme. L'insuffisance aortique est fréquemment la conséquence d'une maladie rhumatismale et le plus souvent elle n'évolue pas. Elle est habituellement bien tolérée et le recours à la chirurgie cardiaque est rarement nécessaire. La maladie rhumatismale est responsable de la plupart des valvulopathies mitrales (sténose ou insuffisance), mais elle peut aussi avoir d'autres causes : les calcifications de l'anneau mitral, le prolapsus mitral, la dilatation ventriculaire gauche, la rupture d'un cordage de valve. L'écho-doppler cardiaque permet de visualiser et de quantifier les lésions au mieux tout en restant un examen non invasif et donc non traumatisant. Il s'agit le plus souvent de maladies peu évolutives, bien tolérées tant que le cœur reste régulier (en rythme sinusal). Le passage en arythmie (par fibrillation auriculaire), d'abord paroxystique, puis permanente, est le facteur majeur de décompensation des valvulopathies mitrales. Le traitement médical peut retarder l'apparition de la fibrillation et contribuer à stabiliser la maladie. Le recours à la chirurgie, dans le cas d'un rétrécissement mitral, peut considérablement améliorer l'état des patients. Cette amélioration est moins nette dans le cas d'une insuffisance mitrale.

E) *L'hypertension artérielle.* – 30 % environ des gens de plus de 60 ans sont hypertendus. L'hypertension artérielle (HTA) est définie par des pressions « intra-artérielles » supérieures à 16 pour la maxima ou systolique et à 9,5 pour la minima ou diastolique (actuellement la tendance est à viser des chiffres plus bas, soit au maximum 14 pour la maxima et 9 pour la minima). Ces pressions doivent être obtenues après un repos allongé d'au moins dix minutes. Ce sont là les critères définis par l'Organisation mondiale de la santé et qui restent valables quel que soit l'âge de la personne. Il s'agit là d'une notion importante car bien des gens croient que les chiffres tensionnels augmentent normalement avec l'âge. La plupart du temps cette hypertension est particulière car elle prédomine sur la systolique alors que la diastolique reste normale (hypertension de type systolique). Ce type d'hypertension est dû à un défaut d'élasticité des grosses artères (défaut de compliance). Quel que soit son type, et quel que soit l'âge du patient (même à 90 ans) une hypertension artérielle doit être traitée. Toutes les études sont unanimes sur cette nécessité absolue. La décision de traiter une personne pour hypertension est toujours une décision importante de par la durée du traitement et de par les accidents ou incidents thérapeutiques qu'il risque de faire courir au patient. Il existe plusieurs pièges pouvant amener à surestimer une tension artérielle. Le premier piège consiste à prendre la tension artérielle sans avoir attendu le repos. La tension obtenue est alors une tension d'effort et ses critères de normalité n'ont plus rien à voir avec les critères définis par l'OMS. Un second piège consiste à se faire abuser par des artères rigides (car calcifiées et donc incompressibles au brassard). Un autre piège consiste à ne pas tenir compte de certains traitements ou de certains régimes diététiques pouvant artificiellement augmenter la pression artérielle. Enfin, comment méconnaître le fameux « effet blouse blanche » qui conduit le patient, par un effet de stress, à monter sa tension sachant qu'on va la lui prendre et/ou parce qu'il se trouve dans un environnement médical et donc étranger. En cas de doute, les examens complémentaires pourront être d'un grand secours. L'électrocardiogramme, l'échographie cardiaque, le fond d'œil, l'étude de la fonction rénale, le Holter tensionnel, voire un profil tensionnel d'effort, pourront aider le médecin à faire la part des choses. Une fois le diagnostic confirmé, le traitement doit être débuté. Il est vital pour éviter les nombreuses complications cardiaques et/ou neurologiques qui peuvent survenir si l'on s'abstient de traiter l'HTA. Le traitement doit être débuté progressivement. Actuellement, on doit pouvoir équilibrer 70 à 80 % des hypertensions artérielles par un seul médicament (monothérapie), en une prise quotidienne. Les excès de sel doivent être proscrits. La maîtrise des autres facteurs de risque cardio-vasculaire (tabac, hypercholestérolémie) s'impose. L'obésité, si elle existe, doit être combattue dans la mesure du possible. Le traitement doit être surveillé très régulièrement (prise de tension, bilan biologique) afin de dépister un éventuel échappement au traitement ou au contraire une trop grande efficacité. Il faut toujours garder à l'esprit qu'une tension artérielle trop élevée est néfaste, mais il en est de même pour une tension artérielle trop basse du fait du traitement. En effet, un traitement trop efficace, en entraînant une chute importante de la tension artérielle, favorisera la survenue de malaises hypotensifs, de chutes, mais aussi d'accidents vasculaires cérébraux ou coronariens.

F) *Les hypotensions orthostatiques.* – L'hypotension orthostatique est une pathologie très fréquente chez la personne âgée. Elle est définie par une baisse de la pression artérielle lors du passage de la position allongée ou assise à la position debout. Cette chute de la pression artérielle va être particulièrement sensible au niveau des cellules cérébrales qui vont alors manquer d'oxygène. Une sensation de malaise ou de fatigue va alors apparaître, pouvant rendre la marche difficile ou incertaine, et parfois même aller jusqu'à la chute ou la perte de connaissance. Cette sensation ne dure habituellement que le temps pour les systèmes de correction vasculaire de faire leur travail. Ces systèmes de correction (neurovasculaire et neuroendocrinien) s'altèrent en vieillissant. De nombreux médicaments provoquent ou aggravent ces hypotensions, réduisant ainsi, parfois considérablement, l'autonomie de la personne âgée (peur de tomber), et pouvant parfois être à l'origine d'accidents (fracture du col du fémur). Le dépistage de l'hypotension orthostatique devrait être systématique après 70 ans et devant des symptômes aussi différents qu'une asthénie, que des troubles de la marche quels qu'ils soient, voire des chutes, ou encore, après l'introduction d'un nouveau médicament dans le traitement d'une personne âgée. Ce risque d'hypotension est souvent majoré par l'association de plusieurs médicaments. La recherche d'hypotension orthostatique ne peut se faire que par une méthodologie rigoureuse utilisant une table basculante et une surveillance tensionnelle et électrocardiographique, associée à la mesure des résistances vasculaires. Seuls certains centre médicaux sont équipés pour réaliser ce type d'examen. Cette épreuve ou *tilt test* doit durer au moins trente minutes pour être valide. En cas d'épreuve positive, il faudra insister sur les mesures de prévention (avant le lever du lit, s'asseoir quelques minutes sur son bord, etc.) et entreprendre des modifications thérapeutiques jusqu'à l'obtention de la correction de l'anomalie.

G) *L'artérite des membres inférieurs.* – L'atteinte du système artériel des membres inférieurs peut conduire à une réduction de l'autonomie. L'athérome altère la circulation périphérique des membres inférieurs en rétrécissant, parfois jusqu'à l'occlusion, les artères. Les hommes sont les plus touchés (10 hommes pour une femme). Le tabagisme, le diabète, l'hypercholestérolémie, l'hypertension artérielle, la sédentarité sont autant de facteurs de risque. Le premier stade de l'atteinte artérielle consiste dans l'apparition de plaques d'athérome à l'intérieur des artères. Dans un second temps vont apparaître des douleurs du mollet après une certaine distance de marche. La douleur est toujours la même pour la même distance. Elle disparaît au repos et réapparaît après la même distance de marche. Cette douleur à type de crampe est parfois remplacée, chez le patient âgé, par une sensation de fatigue ou de faiblesse. Plus tard les douleurs vont devenir permanentes, s'exacerber la nuit, être soulagées en position déclive (la jambe pendant hors du lit). Enfin, le stade suivant voit apparaître des troubles trophiques avec risque de nécrose et de gangrène. L'association fréquente, chez le patient âgé, de problèmes musculaire, articulaire, voire neurologique, rend le diagnostic parfois difficile. L'écho-doppler des membres inférieurs est l'examen non invasif de choix pour faire le diagnostic. L'artérite des membres inférieurs peut parfois s'aggraver brutalement, en provoquant une ischémie aiguë du membre (douleur aiguë, pâleur et paralysie du membre). Cette ischémie peut être la conséquence d'une embolie artérielle provenant d'un infarctus du myocarde, d'une arythmie par fibrillation auriculaire, d'un anévrisme aortique, de lésions artérielles proximales, ou d'une thrombose artérielle. Le traitement de l'artérite passe toujours par le contrôle des facteurs de risque. Des traitements vasodilatateurs et antiplaquettaires pourront soulager le patient et prévenir la survenue d'une ischémie aiguë. La marche et la kinésithérapie favorisent le développement d'une vascularisation collatérale qui pourra se substituer aux artères malades. Les bêtabloquants sont formellement contre-indiqués car ils peuvent aggraver la maladie. De la même façon, il faudra être particulièrement prudent avec les traitements anti-hypertenseurs qui risquent d'aggraver la maladie en diminuant les pressions de perfusions dans les artères distales. L'angioplastie vasculaire transcutanée est une technique sans risque qui permet de dilater des rétrécissements artériels courts et accessibles. La chirurgie vasculaire ne doit être envisagée chez la personne âgée que pour éviter une amputation. Les pontages aorto-fémoraux sont risqués chez le patient âgé. En revanche, les pontages distaux (fémoro-fémoral, fémoro-poplité) sont à faible risque, mais les résultats sont incertains. La sympa-thectomie lombaire consiste à sectionner certains nerfs à visée vasculaire et provoquer une dilatation des artères. Elle ne présente aucun risque. Le traitement de l'ischémie aiguë repose sur les anticoagulants et éventuellement la chirurgie vasculaire. Si l'amputation devient indispensable, il faudra distinguer deux cas. Si la personne est autonome, alors il faudra conserver l'articulation du genou et un moignon suffisant pour permettre un appareillage et une réadaptation fonctionnelle rapide. Si la personne est grabataire, alors mieux vaut procéder à une amputation haute garantissant une cicatrisation plus rapide et de meilleure qualité.

H) *L'embolie pulmonaire*. – L'embolie pulmonaire est la migration d'un caillot sanguin dans la circulation pulmonaire où il se bloque. C'est l'une des principales causes de mortalité chez le sujet âgé. Aux États-Unis, environ 25 % des malades âgés, hospitalisés pour une pathologie chronique, décèdent du fait d'une embolie pulmonaire et 65 % des malades souffrant d'embolie pulmonaire ont plus de 50 ans. La symptomatologie est de plus variable et toute manifestation cardiaque ou pulmonaire, même isolée, doit faire évoquer le diagnostic. La radiographie pulmonaire, l'électrocardiogramme, la gazométrie artérielle, la scintigraphie pulmonaire, l'angiographie numérisée des artères pulmonaires pourront préciser le diagnostic. Le traitement repose sur les anticoagulants (héparine). L'utilisation des thrombolytiques est extrêmement risquée à des âges avancés du fait du risque hémorragique associé. La pose d'un filtre dans la veine cave *(Clip cave)* est un geste peu traumatique qui prévient les récidives. Le pronostic est fonction de l'importance de l'embolie pulmonaire et de l'état cardio-vasculaire précédant l'accident.

I) *Les troubles du rythme*. – Les troubles du rythme sont très fréquents chez la personne âgée. Ils vont de la simple extrasystole isolée et bénigne qui peut être supraventriculaire ou ventriculaire, plus ou moins gênante pour le patient, à la tachycardie ou à la tachyarythmie pouvant remettre en cause le pronostic vital. Il convient, comme à chaque fois, de poser un diagnostic précis de la nature de l'arythmie ou de son origine cardiaque ou extra-cardiaque sans préjuger ni de l'âge, ni de l'état du malade tant les possibilités thérapeutiques sont variées et efficaces. L'électrocardiogramme est bien évidemment indispensable et l'on complétera souvent l'examen par un Holter cardiaque permettant de surveiller la conduction et le rythme cardiaque sur vingt-quatre heures. Tout trouble du rythme entraîne une baisse du débit cardiaque. Les conséquences en sont, chez la personne âgée, une diminution des débits régionaux cérébraux et coronaires pouvant entraîner des malaises, voire des accidents (infarctus du myocarde, accident vasculaire cérébral). C'est pour ces raisons qu'on ne peut plus aujourd'hui négliger, comme encore trop souvent, un trouble du rythme cardiaque. Ils doivent être dépistés et traités avec la même efficacité que chez une personne plus jeune.

J) *Les troubles de la conduction.* – Les troubles de la conduction peuvent être anciens et bénins (bloc auriculo-ventriculaire du premier degré) ou lorsqu'ils sont récents annoncer un trouble du rythme pouvant engager le pronostic vital (arrêt cardiaque). Ils sont le reflet du vieillissement du système de conduction intracardiaque, mais parfois aussi le témoin d'une intoxication médicamenteuse ou d'une pathologie extrinsèque. L'électrocardiogramme comme le Holter cardiaque, pourront permettre, dans la plupart des cas, d'apporter un diagnostic précis du trouble de la conduction. Certains troubles de la conduction nécessitent l'implantation d'un pace-maker. Il s'agit d'une intervention bénigne, la plupart du temps réalisée sous anesthésie locale permettant de réguler la conduction cardiaque et d'éviter toute complication liée à des troubles de la conduction. La bradycardie (diminution de la fréquence cardiaque) doit systématiquement être évoquée en cas de troubles de la mémoire. En effet, un bon débit cardiaque est indispensable à l'obtention d'un débit cérébral suffisant nécessaire au bon fonctionnement du cerveau.

K) *Les phlébites et l'insuffisance veineuse.* – La phlébite ou thrombophlébite est la formation d'un thrombus ou caillot à l'intérieur d'une veine. Ce thrombus se forme à la suite d'une stase veineuse. En fonction de leur localisation on distingue les thrombophlébites superficielles ou profondes. Les thrombophlébites superficielles surviennent dans une veine superficielle, variqueuse le plus souvent. Elles sont sans gravité. Les thrombophlébites profondes sont, en revanche, redoutables. Le risque majeur est l'embolie pulmonaire. D'autre part, elles aggravent l'état veineux et favorisent les récidives et les troubles trophiques cutanés. La phlébite survient le plus souvent au niveau des veines du mollet. Elle peut être asymptomatique les premiers jours. Puis apparaissent douleur, chaleur et rougeur locale, œdème du pied. Mais chez le sujet âgé d'autres maladies peuvent simuler une phlébite : une rupture musculaire, un hématome profond, une tendinite, une cellulite aiguë, une ischémie aiguë du membre inférieur... Seuls les examens complémentaires tels l'écho-doppler des veines et la phlébographie du membre inférieur permettent d'affirmer le diagnostic. Cette phlébite peut s'étendre progressivement et monter vers les veines poplités, fémorales, iliaques, voire prendre la veine cave inférieure. La survenue d'une phlébite doit toujours faire rechercher une compression du système veineux au niveau du petit bassin (tumeur pelvienne). Le traitement est urgent et requiert l'hospitalisation. Une thérapie basée sur les anticoagulants, une élévation du membre inférieur, une contention élastique, le repos au lit avec kinésithérapie permettront une rapide amélioration.

L) *L'endocardite*. – L'endocardite se définit comme une infection bactérienne ou mycosique des valves cardiaques. Cette maladie touche aujourd'hui principalement les personnes âgées. Ces infections surviennent le plus souvent sur des valves cardiaques altérées par des séquelles de rhumatisme articulaire aigu (contracté dans l'enfance) ou par une atteinte dégénérative (20 à 30 % des endocardites se développent sur cœur sain). L'infection, en se développant localement, va former des végétations sur la valve. Les germes proviennent le plus souvent d'infections ou d'interventions génito-urinaires, gastro-intestinales, ORL ou dentaires. Les dents méritent une attention toute particulière. Elles sont chez la personne âgée souvent en mauvais état avec des foyers infectieux latents ou même parfois patents. Les germes passent dans le sang grâce à ces foyers et vont ensuite coloniser les valves cardiaques. Le retard diagnostic est parfois considérable de par les négligences, le peu de symptomatologie, la multiplicité des maladies, la « peur du dentiste ». La symptomatologie de l'endocardite est trompeuse. Elle peut être cardiaque ou pulmonaire. La plupart du temps le seul signe est une petite fièvre et une fatigue qui évoluent depuis longtemps. L'échocardiographie peut confirmer le diagnostic en montrant des végétations valvulaires et les hémocultures peuvent permettre l'isolement d'un germe dans le sang. Le traitement antibiotique est identique quel que soit l'âge. Le pronostic reste réservé dans environ 30 % des cas. Ce qui souligne l'importance de la prévention. La prévention doit s'appliquer à tous les porteurs de valve cardiaque et à tous les patients ayant une valvulopathie confirmée (souffle cardiaque). Une antibiothérapie préventive devra être donnée douze heures avant tout soin ou toute intervention sur les sphères dentaire, génito-urinaire, gastro-intestinale, ORL, et doit être continuée quarante-huit heures après l'intervention.

M) *Les crampes.* – Les crampes musculaires des personnes âgées sont fréquentes. Elles surviennent volontiers au repos, la nuit. Elles doivent faire rechercher une artérite des membres inférieurs, une hypokaliémie... Le traitement est celui de la cause (des vasodilatateurs, du potassium...). Si aucune étiologie n'est retrouvée, on peut avoir recours au magnésium, à la kinésithérapie ou à la quinine qui peuvent faire des merveilles.

N) *L'athérome et les facteurs de risque cardio-vasculaire.* – L'athérome, de par ses complications cardio-vasculaires, reste l'une des principales causes de mortalité dans les pays occidentaux. Il s'agit d'un processus lent qui peut débuter dès l'adolescence et qui est caractérisé par un dépôt de substances lipidiques dans la paroi des artères (processus débutant dès la vingtième année). Ce dépôt lipidique va s'aggraver progressivement au cours des années et, en fonction des facteurs de risque propres à chaque individu, aboutir à une obstruction de l'artère. Cette atteinte peut être dépistée très tôt dans des centres spécialisés et être prise en charge précocement avant que n'apparaisse des lésions caractéristiques. Il existe trois facteurs de risque prépondérants qui sont le sexe masculin, l'âge et l'hérédité. On ne peut guère les modifier. Il existe, en revanche, d'autres facteurs de risque qui sont accessibles à la thérapeutique : l'hypertension artérielle, l'hypercholestérolémie, le diabète et le tabac. Bien que l'étiologie de l'athérome ne soit pas établie de manière définitive, on peut d'emblée rejeter l'hypothèse d'un processus de vieillissement intrinsèque puisque la plupart des espèces mammifères ne souffrent pas d'athérosclérose et que, par ailleurs, certaines populations humaines sont moins sujettes aux affections qui s'y rattachent. À l'origine du processus athéromateux, il y a pénétration des LDL (les Ligh Density Lipoprotein ou mauvais cholestérol sont des lipoprotéines de bas poids moléculaire qui transportent le cholestérol du foie vers les artères) à travers la couche endothéliale et accumulation de LDL dans l'espace sous-endothélial. Le monocyte-macrophage, sous l'effet de facteurs chimio-tactiques, traverse la couche endothéliale et se transforme, une fois dans l'intima, en cellules spumeuses. À cet égard, il est important de préciser qu'il est maintenant avéré que la lésion se développe aussi dans des zones où l'endothélium semble parfaitement sain, autant que l'on puisse en juger avec les outils dont on dispose. Le transfert des LDL plasmatiques dans la paroi joue un grand rôle dans l'athérogenèse. Les facteurs hémodynamiques (pression artérielle, cisaillement à la paroi, turbulence, stagnation d'écoulement) influencent les processus de transport transpariétal des macromolécules. La distribution hétérogène de ces facteurs à travers l'arbre artériel pourrait, en partie, expliquer la topographie hétérogène des plaques d'athérome qui apparaissent de façon privilégiée à certains sites : courbures, bifurcations artérielles, ostium. L'hypercholestérolémie augmente la perméabilité endothéliale avant l'apparition de stries lipidiques ou de lésions constituées. Des conditions métaboliques stressantes chroniques (hypertension, hyperglycémie, toxines) stimulent l'accumulation de matériel lipidique, la prolifération de cellules musculaires lisses et de tissu conjonctif et font place à la plaque fibreuse. Il semble qu'avec le temps ces lésions irréversibles dégénèrent en plaques d'athérome en se calcifiant et obstruent la lumière vasculaire. Ces plaques peuvent aussi s'ulcérer et laisser s'échapper dans la circulation des fragments de plaques qui vont aller obstruer une artère en aval. Les lipides de la strie lipidique se composent à 90 % de cholestérol dont 80 % était estérifié.

Un autre paramètre est aujourd'hui de plus en plus impliqué dans les processus de vieillissement artériel : le stress oxydant. Notre métabolisme oxydatif (basé sur l'oxygène) produit des radicaux libres ou espèces radicalaires de l'oxygène (ERO). Ceux-ci sont également augmentés dans les processus chroniques et dans les intoxications environnementales (tabac, fumées...). Ces ERO que l'on mesure également dans des centres spécialisés oxydent les LDL et les rendent encore plus toxiques pour la paroi artérielle. Des mesures protectives peuvent être mises en place améliorant ainsi le pronostic vasculaire.

O) *La chirurgie cardiaque de la personne âgée.* – L'âge n'est plus une contre-indication à la chirurgie cardiaque. On réalise tous les jours dans nos centres hospitaliers des changements valvulaires ou des pontages coronariens chez des personnes âgées de 80 ans, voire plus. Le critère essentiel dans la décision d'une chirurgie cardiaque est l'état physiologique de la personne.

P) *La chirurgie générale.* – En ce qui concerne la chirurgie générale, il n'y a que trois contre-indications absolues : l'infarctus du myocarde récent (moins de trois mois), l'état de mal angineux et l'insuffisance cardiaque non contrôlée. Encore y a-t-il des exceptions. Le succès est lié à une anesthésie impeccable, sans chute tensionnelle, sans poussée hypertensive, sans surcharge liquidienne. Le bilan hydrique et électrolytique pré- et postopératoire doit être parfaitement contrôlé. Tout cas grave exige donc une hospitalisation dans un établissement équipé de façon moderne en matière de réanimation. Chaque fois que l'on pourra, on cherchera à gagner du temps avant d'intervenir afin de mettre le malade dans les meilleures conditions cardio-vasculaires possibles.

2. **Les maladies pulmonaires.** – Les pathologies broncho-pulmonaires sont fréquentes et potentiellement gravissimes chez la personne âgée. Leur diagnostic est souvent difficile, de par la rareté des symptômes, entraînant un retard au diagnostic et donc au traitement.

A) *Les pneumopathies.* – Les infections du parenchyme pulmonaire sont toujours graves chez la personne âgée. Elles représentent une des principales causes de mortalité de l'adulte de plus de 65 ans. La diminution de l'immunité cellulaire et de la réponse antigène-anticorps, l'altération du système mucociliaire, la diminution de la réponse macrophagique peuvent expliquer la gravité de ces infections. Le rôle joué par des pathologies sous-jacentes – telles la bronchite chronique, l'emphysème, le diabète, les troubles neurologiques (avec fausses routes) – est important. La symptomatologie d'une pneumopathie peut être extrêmement trompeuse. Dans bien des cas, elle doit être évoquée devant une simple toux, une asthénie, une anorexie (diminution de l'appétit), une altération de l'état général, une confusion ou une dépression. La fièvre peut être absente. La radiographie thoracique peut très bien être normale ou ininterprétable du fait de séquelles de maladies pulmonaires anciennes ou chroniques. La biologie, les hémocultures, voire dans les cas extrêmes des prélèvements bactériologiques protégés, peuvent aider au diagnostic. Les germes les plus souvent retrouvés sont : le Pneumocoque, l'*Haemophilus influenzae* (fréquent chez les bronchiteux chroniques), le Staphylocoque doré (fréquent dans les pneumopathies par inhalation), les bacilles gram négatif *(Klebsiella pneumoniae, E. coli)*. Les pneumopathies à gram négatif surviennent sur les terrains particulièrement affaiblis (grabataire, cancer, sonde d'alimentation). Le traitement doit être institué sans retard. Si l'état général est bon et l'environnement (familial ou autre) de qualité, le traitement pourra être envisagé à domicile. Dans tous les autres cas l'hospitalisation s'impose du fait de la rapidité à laquelle une évolution défavorable peut s'installer (déshydratation, complication de décubitus). La mise en place d'un traitement par voie orale ou par perfusion dépend de l'état général du patient. L'antibiothérapie est obligatoire et adaptée au germe suspecté. Dans certains cas graves (par l'importance de l'infection ou par la précarité de l'état général) une bithérapie antibiotique s'impose. Une réhydratation active sera entreprise dans tous les cas, ainsi qu'une kinésithérapie de drainage. Il faudra rechercher avec attention une décompensation du système cardio-vasculaire (phlébite), du système digestif (constipation)... à l'occasion de la pneumopathie. Une pneumopathie n'est jamais une maladie banale chez la personne âgée. Elle est souvent responsable de décompensation secondaire conduisant parfois rapidement au décès.

B) *La bronchite chronique.* – La bronchite chronique se définit comme une toux productive, journalière, trois mois par an, pendant au moins deux ans. Elle touche de façon quasi exclusive les fumeurs. Elle peut persister même après l'arrêt de l'intoxication tabagique et continuer à évoluer pour son propre compte. L'hyperproduction de mucus va faire le lit de l'infection. D'épisode de surinfection en épisode de surinfection la maladie va s'aggraver. Une dyspnée traduisant l'importance de l'atteinte pulmonaire va apparaître au bout de quelques années d'évolution. La radiographie pulmonaire peut montrer un épaississement des parois bronchiques. Le traitement consiste à arrêter le tabac (si cela n'a pas déjà été fait depuis longtemps). Il faut y associer une prévention des surinfections broncho-pulmonaires. La kinésithérapie est essentielle en permettant un drainage efficace et quotidien des bronches. Enfin, au moindre doute de surinfection, une antibiothérapie devra être débutée sans retard. Chez la personne âgée, plus que chez toute autre, les irritants respiratoires tels que le tabac doivent être arrêtés. Le tabac, en effet, accélère le rythme du vieillissement pulmonaire. Le vaccin antigrippal doit être systématique et annuel. Chez les sujets fragilisés, on pourra y adjoindre un vaccin antipneumococcique. Pour les allergiques ou les personnes âgées ayant des terrains atopiques, il faudrait penser à éliminer les allergènes de l'environnement (chauffage adéquat, humidité et poussière contrôlées). Il faudra toujours songer à vérifier la liste des médicaments pris et éliminer, si possible, les bêtabloquants (particulièrement chez les asthmatiques) même cardiosélectifs.

C) *L'asthme*. – L'asthme se définit comme une hypersensibilité bronchique provoquant une bronchoconstriction (obstruction bronchique) à l'origine d'une dyspnée expiratoire. L'asthme, chez le patient âgé, est rarement allergique. Il correspond plus volontiers à une irritation bronchique d'origine broncho-pulmonaire (infection) ou cardiaque (insuffisance cardiaque) qu'il convient de rechercher avec soin. La radiographie pulmonaire peut montrer une pathologie pulmonaire ou cardiaque (œdème du poumon). Les épreuves fonctionnelles respiratoires vont apprécier la capacité pulmonaire et rechercher une cause allergique. Le traitement de l'asthme est, le plus souvent, le traitement de sa cause.

D) *L'emphysème*. – L'emphysème se caractérise par une dilatation des alvéoles pulmonaires aboutissant à une destruction du parenchyme pulmonaire. Cette destruction augmente progressivement. La dyspnée est dans un premier temps modérée, puis elle va s'accroître, jusqu'à parfois devenir invalidante. Cette dyspnée traduit l'évolution de la maladie. Il est vital d'arrêter la prise de tout toxique pulmonaire.

E) *La tuberculose*. – Elle reste fréquente chez les personnes âgées. Cela tient au nombre de primo-infections non traitées dans leur enfance. La diminution de l'immunité cellulaire va favoriser la réactivation de ces foyers jusqu'alors quiescents. Une perte de poids, une asthénie, une anorexie, une toux peuvent en être les seuls symptômes. Plus rares, sont la sudation nocturne, les hémoptysies (sang dans les crachats), les douleurs thoraciques. Le diagnostic de tuberculose pulmonaire devra être évoqué de principe devant toute altération de l'état général, devant toute fièvre non expliquée, devant un amaigrissement, ou devant une image pulmonaire apicale ne répondant pas à un traitement ordinaire. L'intradermo-réaction, la radiographie thoracique, les examens bactériologiques des crachats, les tubages gastriques sont indispensables pour essayer d'isoler le bacille de Koch et de réaliser son antibiogramme. Le traitement de la tuberculose de la personne âgée est superposable à celui de l'adulte jeune. Il devra être néanmoins soigneusement adapté aux fonctions rénale et hépatique de la personne. La surveillance du traitement devra être régulière.

F) *Les toux et les dyspnées.* – La toux est un symptôme fréquent pour ne pas dire banal dans les populations gériatriques. Il est souvent, et à tort, négligé. Sa cause doit être recherchée avec soin. Une toux récente doit faire évoquer une infection trachéo-bronchique, une fausse route, une insuffisance ventriculaire gauche. Une toux évoluant depuis plus longtemps doit faire rechercher une inflammation de l'arbre trachéobronchique, un tabagisme, des fausses routes à répétition, un asthme, une insuffisance ventriculaire gauche, une infection pharyngienne ou des sinus, une rhinorhée postérieure, une infection dentaire négligée, un cancer. Le traitement de la toux est superposable au traitement de sa cause. En l'absence de toute étiologie et en cas de toux irritative pure, un traitement par un antitussif (sans codéine) sera institué. Les troubles respiratoires à type de dyspnée (difficulté à respirer) peuvent accompagner de très nombreuses maladies : hématologiques, métaboliques, neurologiques, cardiaques, pulmonaires ou psychiatriques. Elles ne doivent pas être négligées ou mises sur le compte de l'âge. Plusieurs études ont montré qu'une simple augmentation du rythme respiratoire chez la personne âgée était un bon signe d'infection broncho-pulmonaire. Les dyspnées d'origine psychiatrique sont rares et doivent rester un diagnostic d'élimination. Il est parfois difficile de faire la part entre une dyspnée d'origine cardiaque ou pulmonaire, tant cœur et poumon sont deux organes intimement imbriqués dans leur fonctionnement. L'électrocardiogramme, la radiographie thoracique, les épreuves fonctionnelles respiratoires, les gaz du sang, les épreuves de diffusion gazeuse, voire un cathétérisme cardiaque peuvent éclairer la situation et permettre la mise en place d'un traitement adapté.

La tolérance à l'effort des malades pulmonaires chroniques est augmentée par l'entraînement à l'exercice. Pour éviter que les résultats soient de courte durée, il convient donc de maintenir un programme de réadaptation au long cours et encourager le malade à rester actif. Il n'existe que quelques indications médicales précises pour une oxygénothérapie à domicile et qui doit être administrée au moins une quinzaine d'heures par jour. Dans tous les autres cas, aucune étude n'a démontré la valeur thérapeutique de l'oxygénothérapie chez la personne âgée.

3. **Les maladies ostéo-articulaires.** – Le système ostéo-articulaire ou système locomoteur a une importance considérable en gérontologie. Les pathologies touchant ce système sont fréquemment responsables d'une diminution de l'autonomie des personnes âgées. Cette diminution de l'autonomie va favoriser l'émergence d'autres maladies et va rendre aléatoire la guérison des maladies déjà existantes.

A) *L'arthrose.* – L'arthrose se définit comme une maladie dégénérative aboutissant à la destruction de l'articulation touchée. L'arthrose commence par un amincissement progressif du cartilage articulaire associé à des fissures. Par endroit le cartilage va disparaître et laisser l'os à nu. On peut considérer l'arthrose comme une usure articulaire. C'est une maladie très répandue qui touche, à 65 ans, 8 hommes sur 10 et 7 femmes sur 10. À 80 ans, quasiment 100 % des personnes âgées sont touchées. Ces chiffres correspondent à des atteintes arthrosiques diagnostiquées radiologiquement (les douleurs sont moins fréquentes).

Chez certaines personnes l'arthrose va toucher l'ensemble des articulations et en particulier les interphalangiennes distales et proximales des mains, les carpométacarpiennes, les coxo-fémorales (hanches), les fémorotibiales (genoux), les chevilles et bien sûr la colonne vertébrale (rachis). Les articulations interphalangiennes et carpométacarpiennes sont le siège habituel de l'arthrose. À un stade précoce de la maladie, on peut se contenter de simples conseils d'hygiène de vie : mise au repos des articulations après un effort, soulever et maintenir les objets lourds avec les avant-bras plutôt qu'avec les mains, éviter tous les mouvements brutaux. On peut aussi proposer des traitements adjuvants qui permettent parfois de retarder l'évolution de la maladie arthrosique. Les douleurs pourront être soulagées par des compresses chaudes. En cas de poussée évolutive, le recours à des anti-inflammatoires non stéroïdiens peut s'imposer et soulager le patient. Le rachis cervical est une partie de la colonne vertébrale extrêmement sensible et fragile du fait de sa grande mobilité. L'arthrose à son niveau peut prendre plusieurs aspects. Les douleurs rachidiennes sont l'expression la plus simple de l'arthrose. Mais très vite, l'extension des lésions arthrosiques va retentir sur les trous de conjugaison des vertèbres et être à l'origine de l'irritation des racines nerveuses (névralgie cervico-brachiale, lombo-sciatique) ou de compression vasculaire (insuffisance vertébro-basillaire). La névralgie cervico-brachiale peut se manifester par des douleurs cervicales plus ou moins associées à des irradiations dans l'épaule, le bras, l'avant-bras et la main. Elle est due à des ostéophytes exubérants qui vont venir comprimer une racine nerveuse. Le traitement consiste en l'immobilisation (minerve), la prise d'anti-inflammatoires et d'antalgiques. La kinésithérapie pourra favoriser la guérison par des massages et des tractions douces. Les lombo-sciatiques ont la même origine, mais au niveau du rachis lombaire. Les principes du traitement sont identiques. Ces troubles sont accentués par les troubles de la statique rachidienne (scoliose, hypercyphose ou lordose) qu'il convient de traiter par une rééducation adaptée. L'insuffisance vertébro-basillaire provient de la compression d'une artère vertébrale par des ostéophytes. Cette compression est favorisée par certaines positions de la tête. La compression de l'artère diminue le flux sanguin cérébral et peut provoquer une sensation de malaise, voire des vertiges pouvant aller jusqu'à la chute. Le Doppler des vaisseaux du cou fera le diagnostic en s'aidant de manœuvres posturales. Le traitement consiste en une mise au repos du rachis cervical (éventuellement par minerve) et la prise d'anti-inflammatoires non stéroïdiens. Les tractions et autres manipulations sont dans ce cas formellement prohibées. La coxarthrose (hanche) est fréquente chez la personne âgée. Elle peut rapidement devenir invalidante de par les troubles de la marche et les difficultés à monter et descendre les escaliers qu'elle entraîne. Il faudra préférer s'asseoir sur des sièges hauts et fermes et lutter contre toutes les attitudes en flexion. Une canne peut être utile (du côté opposé à la lésion) afin de décharger l'articulation. Les séances de rééducation en piscine sont très efficaces. L'indication à une chirurgie (prothèse totale de hanche) doit être portée relativement précocement pour éviter une trop grande ankylose de la hanche, préjudiciable en postopératoire. Cette intervention peut se pratiquer sans anesthésie générale et les résultats en sont souvent remarquables. La gonarthrose (genoux) est généralement bilatérale et elle évolue sur plusieurs années. Les premiers signes en sont une difficulté à passer de la position assise à la position debout et à monter les escaliers (craquement dans le genou). Puis, à la destruction des cartilages fémorotibiaux va s'associer celle des ménisques. Le stade ultérieur étant la destruction du compartiment interne ou externe du genou entraînant alors une déformation de l'articulation. La position assise et les talons hauts aggravent les douleurs. Une rééducation du genou et des séances en piscine sont efficaces. La chirurgie du genou, en revanche, est souvent décevante et ne doit être réservée qu'aux cas désespérés.

B) *Les rhumatismes non articulaires.* – Le syndrome épaule-main survient généralement dans les suites d'une hémiplégie, d'un infarctus du myocarde ou à la suite d'une fracture. Son étiologie est inconnue. Ce syndrome se caractérise par des douleurs diffuses et imprécises du membre supérieur. La main peut être inflammatoire, œdématiée et l'épaule douloureusement limitée dans ses mouvements. Des troubles trophiques (peau, ongles) peuvent ensuite apparaître. La guérison survient généralement spontanément au bout d'un an avec parfois des séquelles (atrophie et contracture). La kinésithérapie est certainement l'un des meilleurs moyens d'éviter ces séquelles. Certains y associent des traitements corticoïdes. La rupture de la coiffe des rotateurs survient le plus souvent après un effort minime, parfois même passé inaperçu. Elle se caractérise par une impossibilité de réaliser des mouvements d'abduction (en dehors). Lorsque la rupture est incomplète, une immobilisation, suivie d'une rééducation, peuvent aboutir à la guérison. En cas de rupture complète du ligament, certains préconisent la chirurgie, bien que les résultats ne soient pas toujours très favorables. Le syndrome du canal carpien correspond à une compression du nerf médian qui traverse le canal carpien formé du ligament antérieur et du carpe osseux. L'arthrose du carpe pouvant se développer vers l'intérieur du canal va comprimer le nerf et provoquer des douleurs de la main à type de fourmillements et d'engourdissement de la face palmaire et des trois premiers doigts de la main. Cette douleur apparaît dans un premier temps la nuit et le matin, puis dans la journée et au cours de certains travaux. Cette douleur va augmenter en fréquence et en intensité au cours du temps. On recherchera une hypothyroïdie, un diabète ou une synovite qui peuvent être associés au syndrome du canal carpien. Le traitement consistera en un premier temps en des infiltrations (pas plus de trois), qui la plupart du temps, soulageront bien le patient, mais seulement de façon provisoire. Le traitement curatif est chirurgical (décompression du nerf en sectionnant le ligament antérieur du carpe). Le doigt à ressort est fréquent et est provoqué par un nodule siégeant sur un tendon fléchisseur souvent associé à une fibrose du canal en regard de la tête métacarpienne. Le traitement réside dans l'infiltration ou dans la chirurgie de la gaine. La tendinite de De Quervain est caractérisée par une douleur au niveau de l'apophyse styloïde du radius, où l'on retrouve souvent un nodule. L'infiltration associée à une immobilisation peut soulager. Dans le cas inverse, la chirurgie reste un recours possible.

C) *L'ostéoporose*. – L'ostéoporose se définit comme une diminution de la charge calcique de l'os. La trame protéique de l'os étant normale. Il s'agit, là encore, d'une affection touchant l'ensemble des personnes âgées. La capacité intestinale d'absorption du calcium diminue avec l'âge. Cet effet est majoré par un régime alimentaire souvent carencé en calcium. À ces phénomènes s'ajoute chez la femme une carence hormonale en œstrogènes. On observe chez les femmes précocement ménopausées (castration chirurgicale) une ostéoporose marquée qui peut être prévenue par l'administration d'œstrogènes. L'ostéoporose affaiblit l'os et favorise la survenue de fractures et de tassements vertébraux. Les tassements vertébraux sont responsables, lorsqu'ils sont multiples, d'une cyphose marquée. L'ostéoporose est le plus souvent asymptomatique et elle ne se révèle que par des douleurs ou des complications (tassement, fracture). Le diagnostic est radiologique. Il faut atteindre une perte osseuse d'environ 30 % avant de pouvoir la déceler radiologiquement. L'ostéodensitométrie permet aujourd'hui de quantifier précisément la masse osseuse. Mais avant de conclure au diagnostic d'ostéoporose sénile, il faut éliminer des maladies qui peuvent mimer les images radiologiques de l'ostéoporose (maladie de Cushing, hyperthyroïdie, hyperparathyroïdie, insuffisance rénale, insuffisance hépatique, acidose rénale tubulaire, myélome multiple, métastases d'un cancer mammaire ou rénal, traitement cortisonique, malabsorption, alcoolisme). Les conseils généraux consisteront en un arrêt du tabagisme, de la consommation d'alcool, le maintien d'une activité physique douce et soutenue. Le traitement de l'ostéoporose est très variable en fonction des cas. Il peut consister en une supplémentation en calcium, en calcitonine, voire en vitamine D (favorise l'absorption du calcium). Ces traitements peuvent être à l'origine d'effets secondaires graves et doivent donc être pris sous une surveillance médicale attentive. L'efficacité des œstrogènes de synthèse n'est plus à démontrer. Le traitement des tassements vertébraux consiste au repos, à la prise d'antalgiques et de calcitonine. On peut envisager devant des douleurs très intenses de recourir à un corset semi-rigide qui limitera les mouvements du tronc. Dès les douleurs atténuées, une rééducation sera mise en place, afin de renforcer les muscles paravertébraux et la ceinture abdominale. Le patient devra rester actif tout en évitant les efforts susceptibles de provoquer un nouveau tassement.

D) *Les arthrites.* – La goutte est une arthrite aiguë due à la présence dans l'articulation de cristaux d'urate associés à une hyperuricémie. L'obésité, le diabète, l'hypertension artérielle, l'hyperlipémie sont autant de facteurs favorisants la goutte. Certains médicaments, tels les diurétiques, l'éthambutol modifient l'excrétion rénale de l'acide urique et favorisent sa rétention. L'articulation la plus fréquemment atteinte est la première métatarsophalangienne (gros orteil). Les hommes sont plus fréquemment atteints que les femmes. Le traitement de la crise aiguë repose sur la colchicine ou l'indométacine. L'hyperuricémie pourra être traitée par allopurinol au long court.

La chondrocalcinose est une arthrite aiguë due à la présence dans l'articulation de cristaux de pyrophosphate de calcium. Elle touche plus les femmes que les hommes. Les genoux, les poignets, les coudes, les chevilles, les épaules et les hanches sont les principales articulations touchées. Les facteurs favorisants sont le diabète, l'hyperuricémie, la maladie de Paget, l'hypertension artérielle et l'arthrose. La radiographie de l'articulation atteinte montre une calcification des cartilages articulaires. Le traitement repose sur les anti-inflammatoires non stéroïdiens et les infiltrations. La kinésithérapie en période non douloureuse doit contribuer à conserver à l'articulation sa souplesse.

E) *Les fractures.* – La fracture de la partie distale du radius ou fracture de Poutteau Colles est fréquente chez la personne âgée. Une chute de sa hauteur sur la main suffit. La réduction de la fracture se fait manuellement (parfois avec une anesthésie locale). Un plâtre libérant le coude est mis en place et gardé en général quatre à six semaines. La fracture non déplacée du col de l'humérus impose l'immobilisation durant trois à quatre semaines, suivie d'une rééducation douce. Dans les autres cas, la chirurgie est nécessaire. La fracture-tassement du rachis est fréquente, survenant après un effort minime sur un os très ostéoporotique. Il faut néanmoins rechercher le facteur fragilisant redouté à cet âge qu'est la métastase (d'origine mammaire, prostatique ou pulmonaire). Dans le cas contraire, une rééducation douce, éventuellement la mise en place d'un corset, vont éviter l'aggravation de la cyphose. La fracture du bassin survient au cours d'une chute banale ou au cours d'un effort et touche les arcs antérieurs du bassin. La guérison est spontanée, sans chirurgie ou immobilisation. La seule complication de ce type de fracture réside dans l'atteinte du système génito-urinaire. La fracture du col du fémur est une fracture redoutée de la personne âgée, car elle touche à l'autonomie. Là encore, une simple chute peut suffire. On doit insister sur l'importance de la mobilisation et du lever précoce, après la chirurgie, afin de ne pas handicaper l'avenir fonctionnel de l'articulation et du patient. Les fractures de la cheville sont fréquentes. Une descente d'escalier, un traumatisme parfois minime peuvent suffire. Ces fractures sont souvent intra-articulaires et nécessitent un traitement chirurgical pour restaurer l'articulation et pouvoir espérer une récupération fonctionnelle. Malheureusement l'arthrose et l'ankylose sont fréquentes en postopératoire.

F) *La chirurgie orthopédique*. – L'orthopédie s'est considérablement modifiée au cours des trente dernières années. Les techniques chirurgicales se sont adaptées aux âges de plus en plus avancés des patients. Le domaine particulier des prothèses (hanches, genoux) a aussi fait de grands progrès du fait du nombre toujours plus important d'arthroses évoluées nécessitant un remplacement articulaire pour pouvoir maintenir l'autonomie. La qualité parfois médiocre de l'os (ostéoporose), la fréquence et la gravité des complications de la chirurgie orthopédique ont conduit les techniques à s'adapter. La collaboration orthopédiste et gériatre est indispensable pour pouvoir au mieux gérer une condition générale qui est souvent précaire (en préopératoire) et qui, en postopératoire, peut devenir préoccupante (escarres, décompensation cardiopulmonaire, confusionnel, urinaire...). Pour éviter nombre de complications de décubitus, la mobilisation précoce est de règle. La kinésithérapie s'impose toujours pour conserver aux articulations leur souplesse et aux masses musculaires leur trophicité.

4. **Les maladies du système nerveux.** – Celles-ci sont de plus en plus fréquentes et sont graves car elles retentissement à court ou moyen terme sur l'autonomie de la personne. Elles entraînent donc des souffrances personnelles et un coût considérable pour la société à travers la perte d'autonomie. Il s'agit d'un des défis majeurs que notre société devra affronter dans les années à venir.

A) *La dépression.* – La dépression est l'une des affections les plus fréquentes chez la personne âgée. Les formes atypiques, insidieuses ou masquées rendent le diagnostic parfois très difficile. Cette maladie est de nos jours sous-diagnostiquée et donc sous-traitée. Les études américaines montrent qu'environ 30 % de la population âgée de plus de 65 ans est déprimée de façon plus ou moins marquée et que moins de 2 % de cette population est traitée. L'homme est plus souvent touché que la femme après 75 ans, avec un risque suicidaire non négligeable (important taux de réussite). On peut donc dire que la majorité des syndromes dépressifs du patient âgé sont soit non diagnostiqués, soit négligés. Les hypothèses étiologiques sont multiples. Actuellement, on privilégie un modèle associant un facteur génétique (déficit métabolique en amines affectant la neurotransmission), des facteurs morbides de personnalité et un mode de réaction psychique à des facteurs externes ou internes. On distingue, chez la personne âgée, les dépressions dites secondaires (association à d'autres affections physiques ou psychiatriques) et les dépressions primaires (sans cause déclenchante). Une dépression se caractérise par des troubles de l'humeur (tristesse, douleur morale), des perturbations de la vie affective (perte de plaisir, désinvestissement affectif, culpabilité, autodépréciation, pessimisme, inhibition des sentiments, idées de mort), des perturbations de la vie cognitive (baisse de rendement intellectuel, diminution des capacités d'attention et de concentration, troubles de la mémoire) et des perturbations physiologiques (troubles du sommeil, de l'appétit, perte ou gain de poids, troubles sexuels, asthénie, agitation, ralentissement psychomoteur, troubles digestifs, cardio-vasculaires...). Les plaintes somatiques sont fréquentes et constituent parfois le seul mode d'expression d'un vécu dépressif. D'autant plus que la revendication somatique est devenue un mode d'expression culturel reconnu et encouragé pour bénéficier d'une assistance. L'humeur dépressive est moins intense et remplacée par une perte d'intérêt et de plaisir. Qui plus est, la personne âgée a souvent moins conscience d'être déprimée. Les rétrécissements intellectuel, affectif et cognitif sont fréquents et évoquent un désengagement. Les troubles des fonctions sociales peuvent parfois faire évoquer le diagnostic, ainsi que des conduites régressives (négligences vestimentaire ou personnelle, malpropreté, incontinence occasionnelle) aboutissant à une dépendance excessive vis-à-vis des proches. On regroupe sous le terme de dépression masquée toutes les dépressions de la personne âgée qui mettent au premier plan les plaintes somatiques sans qu'il n'y ait de tristesse évidente sous-jacente. Ces plaintes sont généralement caractérisées par une asthénie intense, des maux de tête, des troubles cardiaques ou digestifs, des douleurs diffuses, fluctuantes dans la journée (principalement matinale) et en fonction de l'environnement. Il existe une disproportion entre les symptômes « mineurs » et le retentissement « majeur » des symptômes sur l'individu. Des antécédents dépressifs souvent négligés par le patient, des troubles du sommeil, doivent faire rechercher les autres signes d'une authentique dépression (pessimisme, sentiments d'incapacité, désir de mort). Les dépressions secondaires sont évoquées lorsqu'il existe une maladie ou un facteur organique ou psychique primaire à la dépression (anémie, cancers, maladie d'Alzheimer, démences vasculaires, diabète, hyperthyroïdie, hypothyroïdie, lupus érythémateux disséminé, maladie d'Addison, maladie de Cushing, maladie de Parkinson, sclérose en plaque). Un certain nombre de médicaments peuvent aussi provoquer ou révéler des syndromes dépressifs. Certaines formes de dépression miment la démence (dépressions pseudo-démentielles). Elles se caractérisent par des signes déficitaires et sont réversibles. Le syndrome de glissement est une forme grave de dépression. Il est caractérisé par une régression majeure avec apathie, retrait, anorexie, alitement aboutissant au décès. Il peut s'agir d'une véritable tentative de suicide.

Aujourd'hui, la dépression doit être recherchée systématiquement chez la personne âgée et ceci d'autant plus qu'il existe des symptômes évocateurs décrits précédemment. Il faut également toujours conserver à l'esprit qu'une dépression peut être une façon de révéler une authentique démence débutante. Une fois la dépression diagnostiquée, il faut la caractériser au plan biochimique. De nouveaux outils cartographiques permettent dans certains centres spécialisés d'identifier le ou les neurotransmetteur(s) impliqué(s) dans la dépression. Cette caractérisation permet d'éviter de longs et préjudiciables errements thérapeutiques.

Le traitement antidépresseur s'impose toujours. Il doit être, au début, prudent (faibles doses). Dans certains cas, il sera un véritable test diagnostic (récupération spectaculaire d'un syndrome déficitaire grâce à un traitement antidépresseur. Il faudra toujours attendre un mois avant de conclure à l'efficacité ou à l'échec d'un traitement. La psychothérapie peut être un traitement adjuvant utile. Elle s'adresse plus particulièrement aux dépressions légères, réactionnelles ou névrotiques. Tout déprimé a besoin d'une attitude de soutien positive et active. La psychothérapie devra mettre à jour des sources de conflit parfois anciennes et qui ont mené à la dépression. La sismothérapie (électrochocs) doit être réservée aux cas qui ont résisté à l'ensemble des autres traitements, lorsque le risque suicidaire est important ou lorsque le contexte clinique est tel qu'un risque vital existe. Enfin, il ne faut pas sous-estimer l'importance, dans un traitement antidépresseur, des mesures diététiques, antalgiques et d'une kinésithérapie appropriée.

B) *La maladie de Parkinson.* – La maladie de Parkinson est responsable de nombreux cas d'invalidité. Environ 75 % des parkinsoniens voient apparaître les premiers symptômes de la maladie entre 50 et 65 ans. La maladie de Parkinson est caractérisée par un tremblement de repos, une rareté des mouvements au niveau de la face et des membres (akinésie) et une rigidité. Un syndrome dépressif peut parfois être le seul symptôme révélateur d'une authentique maladie de Parkinson. Certaines formes de la maladie ne sont pas « tremblantes ». La démarche est typique avec une diminution du ballant des bras, une rigidité tronculaire et un piétinement. Le traitement de la maladie de Parkinson peut prendre des aspects très différents en fonction de l'âge du patient, du handicap, de ses autres maladies. La thérapeutique devra toujours être progressive et essayer d'éviter les nombreux effets secondaires des antiparkinsoniens. Il faut également rechercher des troubles mnésiques, car au syndrome parkinsonien peut s'associer une altération des fonctions cognitives qui en évoluant sera responsable d'une démence à Corps de Lewy (lésion retrouvée au niveau cérébral lors des nécropsies).

C) *Les démences.* – Il s'agit d'une des pathologies les plus redoutées par les personnes âgées et par leurs familles. En France, syndrome démentiel est devenu synonyme de maladie d'Alzheimer. Or, on recense actuellement environ 72 maladies (dégénératives, toxiques, carentielles, vasculaires, inflammatoires...) qui peuvent être à l'origine d'un authentique syndrome démentiel. De plus, « démence » n'est plus synonyme d' « incurable », ni d'ailleurs de « folie ». Le syndrome démentiel peut se définir comme un affaiblissement de toutes les fonctions cognitives, et en particulier de la mémoire immédiate, sans altération de la conscience. Il en résulte une perturbation du fonctionnement individuel et social de la personne. Elle ne peut plus s'adapter aux situations nouvelles. On estime qu'environ 5 % de la population âgée de plus de 65 ans présente un syndrome démentiel sévère. À 80 ans, environ 20 % des personnes âgées présentent un syndrome démentiel. Les chiffres américains montrent que 60 % des patients hospitalisés pour démence meurent dans les deux années qui suivent.

Aujourd'hui, les médecins des centres spécialisés, sont capables d'intervenir sur la grande majorité des altérations des fonctions cognitives. Mais cette efficacité dépend d'une part de la précocité du diagnostic et de la précision de celui-ci. En effet, plus on fait tôt le diagnostic, plus les médecins ont des capacités à enrailler, voire à guérir la maladie causale sans séquelles. Plus le retard s'accumule, plus les lésions deviennent graves et irréversibles. Il n'y a donc pas de troubles mnésiques bénins, tant que des tests cognitifs et neurophysiologiques adaptés n'ont pas été réalisés. L'enjeu d'un diagnostic précoce est donc considérable, car l'importance de la perte d'autonomie (nécessitant le recours à une tierce personne) en dépend.

a) La maladie d'Alzheimer. C'est en 1907 que le neuropathologiste allemand Alois Alzheimer a établi le rapport entre un syndrome démentiel survenant chez des patients de moins de 65 ans et des lésions neuroanatomiques caractéristiques (dilatation des ventricules cérébraux, atrophie cérébrale, plaques séniles, neurofibrilles et dégénérescence neurovasculaire). Le terme de maladie d'Alzheimer a d'abord été réservé aux déments de moins de 65 ans. Puis on a remarqué que ces lésions cérébrales existaient aussi chez des déments de plus de 65 ans. Ainsi est né le concept de démence sénile de type Alzheimer (DSTA). Cette maladie est en train de devenir un problème grave de santé publique car elle est responsable d'environ la moitié des syndromes démentiels actuels. On considère, aux États-Unis, que 40 % des gens de plus de 85 ans ont l'un des stades de la maladie et qu'elle représente la quatrième cause de mortalité nationale. Il s'agit d'une estimation. En effet, lorsque le médecin doit remplir le certificat de décès, il indique la cause immédiate de la mort (infarctus du myocarde, embolie pulmonaire). La cause favorisante majeure qui a obligé à l'alitement (par exemple, la démence) est souvent négligée et donc ignorée au plan statistique. Le coût aux États-Unis des démences est d'environ 100 milliards de dollars par an. La cause de la maladie d'Alzheimer est encore inconnue, bien que nous ayons de nombreuses pistes : facteurs génétiques, déficit de neurotransmetteurs, accumulation de toxiques, processus auto-immuns, stress oxydant... La maladie peut être génétiquement transmissible, mais il n'existe que quelques familles dans le monde où une transmission directe a pu être mise en évidence. La maladie d'Alzheimer peut débuter à partir de 50 ans. Mais plus la personne vieillit plus la probabilité d'être victime d'une maladie d'Alzheimer augmente. Le début est insidieux. Elle commence par quelques pertes de la mémoire (oubli des noms de personnes, des endroits où sont placés certains objets). Ces manifestations s'accompagnent d'une anxiété. Par la suite, apparaissent des difficultés d'adaptation sociale, professionnelle ou personnelle. Les fonctions cognitives, la concentration, la mémoire des faits récents s'altèrent. La personnalité du patient se modifie. L'anxiété de la personne se renforce. Le stade suivant est marqué par une atteinte franche de la mémoire récente et ancienne. La capacité de calcul est perturbée. Le langage est encore conservé et les personnes peuvent encore réaliser des tâches simples. Puis, l'anxiété disparaît et fait place à la négation. L'autonomie relative va disparaître. Les patients auront besoin en permanence d'une aide pour s'habiller et pour la réalisation des tâches quotidiennes. Enfin, la mémoire est détruite et les patients ne reconnaissent même plus leur entourage direct. L'incontinence apparaît. L'aide extérieure devient nécessaire pour tous les actes de la vie quotidienne. Le langage s'appauvrit. Des comportements agressifs ou obsessionnels apparaissent. La mobilité est de plus en plus limitée (démarche incertaine, chutes). Le dernier stade évolutif de la maladie est caractérisé par une disparition de tout langage, une incontinence fécale et urinaire complète, une stupeur évoluant vers le coma, des problèmes neurovégétatifs. Ce stade précède le décès. Le diagnostic de certitude est autopsique. Il n'existe aujourd'hui aucun examen complémentaire susceptible d'affirmer avec certitude le diagnostic à un stade précoce de la maladie. Le meilleur argument diagnostic reste l'homogénéité et la progressivité de l'évolution, ainsi que l'absence d'arguments en faveur d'une des autres étiologies de démence.

La gravité de la maladie d'Alzheimer et les possibilités thérapeutiques qui existent aujourd'hui, devraient imposer un dépistage quasi systématique de cette maladie dès 65 ans, car actuellement, seulement 10 à 30 % des patients atteints de cette maladie sont diagnostiqués, alors qu'ils sont pris en charge médicalement pour d'autres raisons.

b) Les autres types de démences. Les démences vasculaires sont caractérisées par un affaiblissement des fonctions supérieures dû à de multiples petits infarctus cérébraux. Ceux-ci sont trop petits pour être responsables de troubles neurologiques moteurs (accident vasculaire cérébral) et passent souvent totalement inaperçus. Ce type de démence est plus fréquent chez les patients ayant ou ayant eu une hypertension artérielle, un accident vasculaire cérébral, ou un diabète ou d'autres facteurs de risque vasculaires. Elle évolue par à-coups successifs (en escalier) et elle altère les fonctions supérieures de façon inhomogène. On distingue en neuro-anatomie le cortex, partie noble du cerveau (cellules pyramidales) et les régions sous-corticales, siège des ramifications neuronales. Dans les démences sous-corticales, le cortex est intact, alors que les régions sous-corticales sont altérées. Les démences sous-corticales sont caractérisées par des processus mentaux plus lents, mais avec des altérations intellectuelles plus modérées. La personnalité change, il existe des troubles de la mémoire. Les patients sont souvent apathiques ou dépressifs. En revanche, les capacités de calcul ou d'apprentissage sont longtemps conservées. Plusieurs maladies peuvent être responsables de démences sous-corticales : la maladie de Binswanger, la chorée de Huntington, la maladie de Wilson, la maladie de Steele Richardson. Le scanner ou mieux l'imagerie par résonance magnétique (IRM) en permet le diagnostic dans la plupart des cas. L'hydrocéphalie à pression normale est caractérisée par des troubles des fonctions supérieures, des troubles de la marche et une incontinence, qui sont les trois symptômes qui doivent faire réaliser une imagerie qui affirmera le diagnostic. Le liquide céphalorachidien est synthétisé au niveau des ventricules cérébraux. Il s'écoule ensuite dans les différentes structures creuses de l'encéphale pour aboutir dans les espaces rachidiens. L'interruption de la circulation du liquide céphalorachidien va provoquer une hyperpression en amont et altérer le fonctionnement cérébral. La dérivation chirurgicale du liquide céphalo-rachidien peut faire régresser dans les meilleurs cas, quasi complètement, la symptomatologie.

L'existence de démences immédiatement accessibles à un traitement justifie largement le soin qui doit être déployé dans le bilan d'un syndrome démentiel. Les causes toxiques, les causes métaboliques, les causes infectieuses (méningites tuberculeuse ou crytococcique, peuvent se manifester par une altération des fonctions supérieures sans autres signes cliniques au début), les causes traumatiques (hématome sous-dural), les syndromes dépressifs mimant une démence (pseudo-démence) et les intoxications médicamenteuses (psychotropes, hypoglycémiants) ne sont pas rares. Qu'elles soient le fait d'une négligence du patient, d'une prescription peu claire, ou d'un mélange intempestif de produits, elles peuvent provoquer ou aggraver un syndrome démentiel. L'intoxication alcoolique est aussi une des grandes causes de syndromes démentiels, aigus ou chroniques. Le syndrome démentiel est une réalité quotidienne pour le gériatre. L'existence de pseudo-démences justifie la mise au traitement antidépresseur à des doses efficaces durant au moins trois mois.

c) Les traitements. Lorsqu'une étiologie est trouvée, on appliquera un traitement spécifique. C'est la raison pour laquelle, il est indispensable d'aller au bout du bilan médical devant toute altération des fonctions cognitives, même si celle-ci paraît minime ou bénigne. Dans la maladie d'Alzheimer, on pourra utiliser des anticholinestérasiques qui sont actifs sur un des neurotransmetteurs impliqués dans la mémoire : l'acétylcholine. Mais, ce n'est pas la seule classe thérapeutique qui peut être utilisée et le patient pourra bénéficier dans un centre spécialisé d'autres molécules et d'ateliers mémoire qui doivent, pour être efficace, être adaptés au patient (âge, niveau culturel, intérêts...). Ce sont les ateliers mémoire et toutes les stimulations cérébrales qui développeront la plasticité neuronale. Dans les autres cas, le traitement du syndrome démentiel, quelle que soit son origine, devra respecter certaines règles. Il faut dans un premier temps essayer de récupérer au maximum les fonctions perdues. Cela peut être obtenu en corrigeant les limitations médicales ou/et physiques du patient afin de lui rendre un fonctionnement optimal. Il peut s'agir de l'appareillage d'une surdité, d'une vision déficiente, ou de la récupération d'une fonction motrice par une rééducation active et adaptée. Il faut adapter l'environnement aux capacités intellectuelle et physique du patient pour éviter à tout prix qu'il ne se trouve dans des situations auxquelles il ne peut faire face. Les objets ou les situations dangereuses doivent être bannis. Les stimulations inutiles (lumineuses ou sonores) aussi. Il faut, bien sûr, éviter tout changement d'environnement inutile. Il faudra chercher à tirer au maximum parti des fonctions résiduelles intellectuelles et physiques. Les traitements médicaux doivent être réduits au minimum indispensable. Les psychotropes ne doivent être utilisés que pour maintenir ou améliorer l'humeur, l'anxiété ou les comportements du patient. Éventuellement, pour restaurer un sommeil déficient, ou prévenir certains comportements agressifs. Un point important réside dans la remise en cause régulière de tout traitement chez un dément. En effet, la démence évolue et des thérapeutiques utiles ou indispensables à un moment peuvent se révéler inutiles ou dangereuses quelques semaines ou mois plus tard. Enfin, toute pathologie intercurrente (infection urinaire, pulmonaire...) doit être traitée sans tarder. Souvent négligées, elles ne peuvent qu'aggraver l'état du patient. Le maintien à domicile dans un cercle familial est certainement un aspect des plus importants de la thérapie. La prise en charge d'un parent dément demande un dévouement particulier. Des structures annexes (associations, centre de jour, bénévoles) peuvent aider ou soulager des familles souhaitant conserver un patient dément et les aider à faire face aux situations difficiles engendrées par la maladie. En dernier recours, l'institutionnalisation peut être nécessaire. La proximité du domicile familial (pour favoriser les visites), la taille de la structure, son équipement et la qualité de son projet de prise en charge sont des facteurs importants de la décision. L'information et le soutien des familles n'est pas à négliger. Plusieurs associations conseillent les familles au niveau local ou national (France Alzheimer[1]).

D) *L'alcoolisme.* – Nous manquons de données sur l'alcoolisme de la personne âgée. Nous pensons qu'il est moins dépisté et donc moins traité. Il semble que les nouvelles générations de personnes âgées (indépendamment du sexe) aient une propension plus marquée à la consommation d'alcool. On peut distinguer un alcoolisme gériatrique primaire qui préexistait depuis longtemps et un alcoolisme secondaire apparu à la suite de problèmes de santé (physique ou psychiatrique). La personne âgée est extrêmement sensible aux effets de l'alcool de par une élimination plus lente du toxique, l'interaction avec des pathologies sous-jacentes et avec des médicaments. Les conséquences sociales de l'alcoolisme sont graves car il aboutit au rejet et à l'isolement risquant d'aggraver la situation. De plus, l'alcoolisme peut provoquer un état confusionnel chronique qui s'associe à une atrophie cérébrale. L'ensemble étant régressif à l'arrêt de l'intoxication. Les modalités de la désintoxication alcoolique sont les mêmes que chez le patient plus jeune. Il faudra néanmoins porter une attention toute particulière aux conditions sociales et psychologiques de la personne âgée afin d'éviter les récidives.

5. **Les cancers.** – Dans nos sociétés, la mortalité entraînée par les affections malignes (cancéreuses) vient juste après la mortalité due aux affections cardio-vas-

1. France Alzheimer est une association qui se propose d'aider et de rassembler toutes les familles de malades touchés par la maladie d'Alzheimer, 49, rue Mirabeau, 75016 Paris, tél. : (1) 45 20 13 26.

culaires. La fréquence des tumeurs malignes augmente en général régulièrement avec l'âge. Près de la moitié des tumeurs malignes enregistrées sont diagnostiquées après l'âge de 65 ans. Mais, exception faite du cancer de la prostate, on observe au-delà de 80 ans, une réduction de la fréquence des tumeurs malignes. Les cancers sont rarement diagnostiqués à un stade précoce chez la personne âgée. Il existe, en effet, une certaine réticence à consulter le médecin associée à une éducation sanitaire parfois défaillante. La peur de subir des examens ou des traitements invasifs, douloureux ou pénibles fait le reste. Les polypathologies, fréquentes chez le sujet âgé, contribuent à la diminution de cette tolérance vis-à-vis des bilans nécessaires à l'exploration et au traitement des cancers.

Le cancer du sein est une des tumeurs les plus répandues chez les femmes âgées. Son évolution est plus ou moins rapide, mais elle s'étend en général sur plusieurs années. Malheureusement, le diagnostic en est effectué à un stade clinique beaucoup plus avancé que chez les femmes plus jeunes. Ce n'est pas la femme qui consulte pour une anomalie mammaire, mais il s'agit souvent d'une découverte fortuite à l'occasion d'un examen réalisé pour d'autres raisons. La découverte du cancer du sein étant plus tardive, le stade en est, bien évidemment, plus avancé. Les traitements curatifs et palliatifs des cancers du sein ont considérablement progressé au cours de ces dernières années. La chirurgie reste bien évidemment la technique de choix. En revanche, l'hormonothérapie ou la radiothérapie peuvent en cas de tumeur inopérable amener un confort de survie appréciable. Le cancer de la prostate est l'un des plus fréquents chez l'homme âgé. Sa fréquence augmente régulièrement avec l'âge. Chez l'homme âgé son évolution est, la plupart du temps, lente, sur plusieurs années, avec des répercussions principalement urologiques. Il peut malheureusement être découvert au stade de métastases qui sont osseuses ou pulmonaires. Ces métastases ou localisations secondaires sont douloureuses et invalidantes. Le traitement vise de façon générale à éviter les complications et à diminuer les douleurs permettant ainsi au patient de continuer sa vie active. Rares sont les patients âgés qui décèdent du fait de leur cancer de la prostate. Le traitement peut être chirurgical, hormonal ou radiothérapique. Le traitement hormonal nécessite une surveillance vigilante car il peut entraîner des complications cardio-vasculaires importantes. Les cancers bronchiques augmentent régulièrement de fréquence, avec un certain retard pour le sexe féminin. Les modalités thérapeutiques varient en fonction du type de cancer (cancer épidermoïde, cancer à petites cellules, adénocarcinome, autres). Les tumeurs du système digestif sont également fréquentes chez les personnes âgées. Les symptômes sont souvent tardifs et peu spécifiques entraînant un retard de diagnostic et diminuant donc le nombre de cas permettant une intervention curative. Les traitements palliatifs sont souvent décevants car ces tumeurs sont résistantes à la radiothérapie et à la chimiothérapie. Les affections malignes du sang et des ganglions (leucémies aiguës ou chroniques, lymphomes et myélomes) répondent habituellement bien au traitement en entraînant des rémissions de longue durée. En revanche, elles entraînent une diminution des défenses immunitaires provoquant une augmentation des infections bactériennes, virales ou mycotiques. Dans le cas du myélome multiple, audelà de la défaillance sanguine et de la baisse des défenses immunitaires, il existe une atteinte osseuse entraînant douleurs et menace de fracture.

Les traitements antitumoraux sont principalement au nombre de trois : la chirurgie, la radiothérapie et la chimiothérapie. Quel que soit le cancer considéré, il faut distinguer les traitements dits curatifs où le malade a la même probabilité de survie qu'un sujet d'âge comparable non atteint de la tumeur maligne et les traitements dits palliatifs où la tumeur ne sera pas entièrement éliminée mais où les symptômes qu'elle provoque seront absents en cas de rémission complète ou atténués en cas de rémission partielle. Le but des traitements palliatifs est d'obtenir une amélioration de la qualité de la survie et une prolongation de la durée de survie. Chez le sujet âgé, la démarcation entre ces deux types de traitement est parfois plus difficile à fixer. Le traitement qui serait théoriquement le meilleur ne peut pas toujours être appliqué pour des raisons de fragilité physique ou encore en fonction de l'association d'autres affections. Dans ces cas, on peut être amené à retarder le traitement antitumoral jusqu'à l'apparition de symptômes gênant le malade. Enfin, il faut toujours prévenir les complications susceptibles d'handicaper le patient. Tout traitement antitumoral doit inclure l'antalgie (lutte contre la douleur) et une bonne nutrition pour obtenir un maintien de la mobilité et de l'indépendance. Il s'agit là de facteurs essentiels chez la personne âgée. Il n'existe pas d'antalgiques spécifiques des douleurs entraînées par les tumeurs et c'est souvent par des approches successives que l'on déterminera le produit ou le schéma d'administration le plus efficace. Pour des douleurs localisées, de type osseux, une radiothérapie (adaptée à la tolérance du sujet) peut être d'une grande efficacité. Enfin, afin de contribuer à maintenir un bon état général, des prescriptions diététiques et un apport calorique et vitaminique adéquat sont fondamentaux. La relation entre le malade et l'équipe soignante joue un grand rôle, au cours de la maladie, et peut influencer de façon importante les résultats du traitement.

6. **Les insomnies.** – Les troubles du sommeil sont si fréquents dans la population âgée qu'il convient de leur consacrer un paragraphe entier. Plus d'un quart des Français se plaignent de mal dormir (SOFRES, 1982). Mais ces troubles s'accentuent avec l'âge et touchent plus volontiers les femmes que les hommes. Cet état de

fait a conduit notre pays à être l'un des tout premiers consommateurs mondiaux de somnifères. Les troubles du sommeil peuvent aujourd'hui, dans leur grande majorité, être guéris ou considérablement améliorés. Ceci, à condition de respecter certaines règles simples. L'emploi de médicaments peut être utile, parfois indispensable, mais là encore, des règles d'utilisation doivent être respectées, afin de ne pas tomber dans le cercle vicieux insomnie-médicament-insomnie, dont trop de gens sont actuellement les victimes. L'insomnie est un diagnostic facile à poser pour le médecin. Il est totalement indépendant de la durée du sommeil. Le seul critère est qualitatif : « Au réveil êtes-vous en forme pour une nouvelle journée ou non ? » La répétition des événements traumatisants, l'existence d'une personnalité à haut risque d'insomnie (personnalités anxieuse, phobique, obsessionnelle), une prescription inadéquate d'un somnifère vont favoriser la pérennisation du trouble. L'insomnie s'installe. Peu à peu, elle va s'autonomiser et devenir quasi indépendante du ou des événements qui ont pu la déclencher. Le somnifère devient indispensable et est le compagnon de toutes les nuits. Malheureusement, progressivement, son efficacité va diminuer, et parallèlement les doses prises vont augmenter. La continuité du traitement, l'augmentation des doses vont progressivement aboutir à une désorganisation totale du sommeil.

Toutes les activités intenses, qu'elles soient physiques ou intellectuelles, sont de grandes pourvoyeuses de troubles du sommeil en retardant l'endormissement. Le bruit est l'une des principales nuisances dans nos villes modernes. Il est souvent responsable d'une diminution de la qualité du sommeil. De nombreux médicaments peuvent perturber le sommeil. Les médicaments contenant des anorexigènes (pour maigrir), des amphétamines, des hormones thyroïdiennes, certains antituberculeux, la théophylline, les psychostimulants, les corticoïdes, les vitamines en général (la vitamine C en particulier) et paradoxalement, des prises importantes et régulières de somnifères, peuvent aussi être à l'origine d'insomnies. L'alimentation peut jouer un rôle dans les troubles du sommeil. L'abus de café, de thé, d'alcool, des dîners copieux peuvent rendre le sommeil difficile. Enfin, un grand nombre de maladies peuvent altérer le sommeil. Toutes les maladies ayant pour corollaire des douleurs nocturnes (dentaires, rhumatologiques, cancéreuses), des difficultés respiratoires (broncho-pneumonie, asthme, rhume...), des problèmes urinaires (prostate), des maladies endocriniennes (maladie de Cushing, maladie d'Addison, hyperthyroïdie) sont fréquemment en cause dans les insomnies. Ces insomnies sont épisodiques ou plus chroniques en fonction de la maladie et de l'efficacité de son traitement. Les maladies touchant directement le système nerveux central (maladie de Parkinson, chorée, démences) sont souvent accompagnées d'insomnies ou de troubles de l'alternance veille-sommeil. La dépression s'accompagne de troubles du sommeil, ainsi que les psychoses (maniaco-dépressives). Récemment, ont été individualisés trois syndromes rares responsables d'insomnies. Il s'agit du syndrome des jambes sans repos, du syndrome des secousses périodiques et le syndrome des apnées périodiques. Enfin, l'âge favorise certaines altérations de la synchronisation veille-sommeil.

Les traitements de l'insomnie sont multiples et ils dépendent du type d'insomnie. En cas de douleurs nocturnes d'origine rhumatismale, il conviendra de traiter l'arthrose par des anti-inflammatoires ou d'autres thérapeutiques, plutôt que l'insomnie par des somnifères. Devant l'absence de cause précise, il faut d'abord recourir aux petits moyens qui peuvent se révéler efficaces tout en étant dénués d'effets secondaires (lecture neutre avant de dormir, dîner léger et peu arrosé, température moyenne de la chambre). On peut conseiller, en cas de réveil nocturne, de prendre un verre de lait ou tout autre aliment. Il ne faut pas non plus s'obliger à dormir à une heure précise. Elle doit être un compromis entre le désir d'aller dormir et le besoin ressenti. La sieste peut être utile. Mais elle doit avoir lieu avant 15 heures et être de courte durée. Si elle se faisait après, ou si elle durait plus d'une heure, alors le sommeil nocturne pourrait en être altéré. Les médicaments, parfois utiles, sont toujours nocifs. Les associations de somnifères ou de tranquillisants décuplent les risques et aboutissent à l'entretien de l'insomnie. Votre médecin qui vous connaît bien, pourra alors vous prescrire le produit qui vous convient le mieux (homéopathie ou phytothérapie ont des ressources qu'il ne faut pas négliger), après avoir éliminé une cause médicale à votre trouble du sommeil. Les barbituriques ne doivent plus aujourd'hui être prescrits. En revanche, les benzodiazépines, classe thérapeutique actuellement à la mode, sont très efficaces. Elles agissent sur des récepteurs spécifiques du cerveau qui, stimulés, vont diminuer le temps d'endormissement et la durée des réveils nocturnes. Il en existe de plusieurs types, en fonction de leur durée d'action et de leur activité principale : hypnotique (pour dormir) ou anxiolytique (pour diminuer l'anxiété, par exemple, la peur de ne pas dormir). Les benzodiazépines ont toutes des effets secondaires qui doivent faire de leur prescription un acte réfléchi. En cas d'arrêt brutal, il existe souvent un « effet rebond » marqué par une insomnie qui peut durer quelques jours. Celle-ci va renforcer la personne dans sa conviction « qu'il est vraiment un très mauvais dormeur », favoriser une reprise de médicament et donc l'entrée dans le cercle vicieux « insomnie-somnifère, somnifère-insomnie ». Au-delà des médicaments classiques, on peut également aujourd'hui s'intéresser à la mélatonine qui est une hormone sécrétée par la glande pinéale, à la base du cerveau, et qui a un rôle important dans les biorythmes et le sommeil. La recherche d'une carence en mélatonine peut donc être légitimement effectuée dans des centres spécialisées.

7. **Les troubles urinaires.** – L'incontinence urinaire est un problème dont la plupart des patients ne parlent pas volontiers. Elle se définit comme un « écoulement d'urine au mauvais moment et au mauvais endroit ». Il existe plusieurs types d'incontinence (incontinence réflexe, par regorgement, à l'effort, indue). Le traitement de l'incontinence passe par un diagnostic précis effectué dans un milieu urologique (urographie intraveineuse, épreuve urodynamique, examen cyto-bactériologique des urines). Il existe de nombreux petits moyens pour éviter ces troubles. La vessie d'une personne âgée étant de capacité plus réduite et se vidant de façon impérieuse à des intervalles rapprochés, il convient de faciliter l'accès des toilettes et de diminuer les quantités de liquides absorbés après 18 heures. L'incident, lorsqu'il se produit, ne doit pas porter à conséquence. La rééducation périnéale peut améliorer de nombreuses incontinences si la personne est coopérative et motivée. L'emploi de médicaments et le recours à la chirurgie est fonction de la cause primaire de l'incontinence. Enfin, il faut garder à l'esprit que la fréquence des incontinences est de 40 % en institution et de moins de 5 % lorsque les gens vivent chez eux. Les infections urinaires sont fréquentes chez la personne âgée. Elles ne doivent jamais être négligées. En cas d'infection patente, un examen cyto-bactériologique des urines est réalisé et le traitement commencé immédiatement. Toute récidive symptomatique doit être traitée comme l'épisode initial. En cas de récidive fréquente, et en l'absence de toute cause favorisante, on peut avoir recours à un traitement préventif. Le traitement antibiotique devra toujours être adapté à l'antibiogramme du germe responsable et tenir compte de sa toxicité intrinsèque vis-à-vis de l'organisme. Le sondage à demeure peut être utilisé en cas

d'obstruction chronique à l'écoulement des urines, en cas d'incontinence majeure et comme moyen de drainage vésical. Le recours à une sonde à demeure doit rester l'exception de par les complications qu'elle peut entraîner. Les conditions de pose et d'entretien de la sonde doivent être rigoureuses. Les incontinences liées à des troubles de la statique pelvienne peuvent être maintenant considérablement améliorées, voire guéries par la suspension du col vésical.

8. **La sarcopénie.** – Elle se définie par une diminution de la masse musculaire. Cette diminution débute dès l'âge de 25 ans et s'amplifie à partir de 65 ans liée à la diminution de l'activité physique, aux troubles de l'alimentation et aux carences hormonales. On estime à près de 3 % à 8 % de déperdition de muscles tous les dix ans. Or, les muscles ne sont pas qu'indispensables à la locomotion. Ils interviennent dans d'autres systèmes indispensables au bon fonctionnement de l'organisme. La sarcopénie rend vulnérable, elle a donc des conséquences sur la qualité de vie, car le manque de muscles favorise les chutes, ce qui peut entraîner une phobie de la marche. Le diaphragme, le muscle qui nous permet de respirer, est moins efficace. Même la circulation du sang est perturbée. La sarcopénie augmente aussi la morbidité, la sensibilité aux maladies. Et l'anorexie de la personne âgée, due à une perte d'appétit, va souvent de pair avec la sarcopénie. Mais elle peut aussi être due à des causes psychologiques, un deuil, la solitude ou la dépression. De plus, d'autres maladies qui touchent les personnes âgées accentuent également la sarcopénie, car en agressant le muscle, elles laissent un corps affaibli. On peut lutter efficacement contre la sarcopénie, y compris à un âge avancé (plus de 90 ans) en ayant recours à une alimentation adaptée et à un programme de musculation tonique tenant compte de la personne âgée, de son environnement et de ses autres pathologies.

9. **Les complications de l'alitement prolongé.** – L'alitement prolongé d'une personne âgée est toujours une situation à très haut risque. Il convient d'éviter ou de réduire au maximum le temps d'immobilisation. Les maladies entraînant une immobilisation sont fréquentes : les maladies invalidantes chroniques, les affections aiguës, les dépressions, les troubles du comportement, certaines intoxications médicamenteuses, etc. Les risques sont majeurs et touchent la plupart des organes. Les manifestations cardio-vasculaires sont l'augmentation du travail cardiaque, l'hypotension orthostatique, une diminution de la tolérance à l'effort et le risque majeur de thrombophlébite avec sa conséquence gravissisme : l'embolie pulmonaire. Il existe, au niveau de la sphère pulmonaire, un risque d'infections pulmonaires, de troubles ventilatoires et d'embolie pulmonaire. La constipation et une diminution de l'appétit sont constants (sphère digestive). La sphère urinaire est marquée par un risque de rétention urinaire, d'incontinence, d'infection et de lithiases. Les conséquences d'une immobilisation prolongée sur le système ostéo-articulaire sont l'ostéoporose, l'atrophie musculaire, les contractures et les troubles neuromoteurs (perte des réflexes posturaux nécessaires à la position debout et à la marche). Le métabolisme est marqué par une destruction protéique et calcique, une déshydratation et une diminution de la tolérance au glucose. Le risque cutané majeur est celui des escarres. Enfin, le retentissement psychologique n'est pas à négliger (dépression, instabilité émotionnelle, névroses). L'escarre est une affection extrêmement redoutée du malade comme du thérapeute. C'est une nécrose ischémique cutanée et sous-cutanée consécutive à l'appui prolongé et continu d'une partie osseuse sur un plan dur. La diminution de l'état de conscience (coma, sédatifs), l'existence de troubles moteurs (paralysies), un dysfonctionnement du système cardio-vasculaire et pulmonaire (choc cardiogé-

nique, œdèmes, artérite, insuffisance respiratoire, anémie), des troubles métaboliques (maigreur, diabète, malnutrition, fièvre) et des facteurs extérieurs (sondes, humidité) sont autant de facteurs favorisant l'apparition et le développement des escarres. La prévention est un aspect essentiel et consiste en la réduction des délais d'immobilisation. Elle nécessite donc un travail d'équipe et une égale motivation de tous les intervenants afin de poser rapidement le diagnostic pour mettre en place la thérapeutique adaptée. Durant la période d'immobilisation, il faudra débuter les mobilisations passives des articulations (entretien de la souplesse articulaire, lutte contre les attitudes vicieuses) et du corps (modifier les points d'appui). Il faut veiller aux fonctions de nutrition, d'hydratation et d'excrétions. La position assise est préférable à la position couchée et doit être entreprise le plus tôt possible. Tout d'abord par de courts séjours assis qui deviendront de plus en plus longs. Une mobilisation active doit être entreprise dès que la pathologie de base le permet. Celle-ci demande des interventions pluriquotidiennes du kinésithérapeute, mais aussi de l'ensemble de l'équipe soignante. Ce n'est qu'à ce prix que la personne âgée aura la possibilité de recouvrer son autonomie.

Chapitre IV

NOTIONS DE PHARMACOLOGIE

Le malade âgé est le plus important consommateur de médicaments (polypathologie). L'utilisation des médicaments chez la personne âgée est un sujet permanent de préoccupation pour le thérapeute. La pharmacologie des troisième et quatrième âges est si particulière que l'on n'obtient pas toujours les effets attendus. Qui plus est, le vieillissement se fait à des rythmes différents selon les individus et il n'y a pas de constance dans les réponses aux drogues administrées. La prédiction de l'effet d'un médicament est donc beaucoup plus difficile chez une personne âgée. Plusieurs changements majeurs affectent l'action des médicaments et rendent le malade âgé plus vulnérable aux effets adverses des médicaments. Ainsi, la cinétique du médicament se modifie considérablement et l'on assiste aussi à une modification de la sensibilité et du nombre des récepteurs au niveau des sites d'action des médicaments. Les effets secondaires des médicaments ne peuvent être simplement imputés aux troubles de la pharmacologie mais l'on doit considérer d'autres facteurs tels que la complexité de la prescription, la malnutrition, l'usage d'alcool et la polymédication entre autres.

I. – La pharmacocinétique

Les modifications pharmacocinétiques résultent de l'augmentation de la masse relative des lipides, de la diminution du taux de liaison aux protéines plasmatiques, de l'effet de premier passage du foie et de la diminution de la capacité d'excrétion. Ce sont donc les fonctions de distribution, de métabolisme et d'élimination qui sont principalement affectées chez la personne âgée. La sénescence du système gastro-intestinal affecte de façon très variable l'absorption d'une grande partie des médicaments. La prise d'antiacides ou d'anticholinergiques crée des conditions locales qui modifient l'absorption d'autres médicaments. L'élévation du pH gastrique va diminuer l'absorption de certains produits, voire diminuer la dissolution dans l'estomac de médicaments enrobés. La diminution de la motilité gastro-intestinale va diminuer l'absorption de certains médicaments. La diminution de l'absorption par transport actif sera particulièrement sensible sur l'absorption du fer, du calcium et de la thiamine. Enfin, la réduction de l'efficacité et du processus du premier passage du foie va aboutir à une augmentation de la disponibilité de plusieurs substances.

II. – La distribution dans l'organisme

On observe chez des personnes âgées, une augmentation de la proportion des graisses et une diminution de l'eau corporelle totale ainsi qu'une diminution de la masse musculaire. Théoriquement, ces changements sont suffisants pour affecter de façon importante le volume de distribution des médicaments. Les principaux facteurs qui affectent la distribution d'un médicament dans l'organisme sont sa solubilité et sa liaison aux protéines. La solubilité du médicament est fonction des modifications de la composition corporelle (diminution de l'eau corporelle totale de 10 à 15 %, augmentation des graisses de 18 à 36 % chez les hommes et de 33 à 48 % chez les femmes, réduction de la masse musculaire). Il est donc normal que les médicaments hydrosolubles occupent un plus petit volume de distribution et que les médicaments liposolubles aient tendance à occuper un volume plus grand. La liaison aux protéines dépend de la quantité de protéines plasmatiques, laquelle diminue en général à mesure que l'on vieillit. Cette réduction est accentuée par la maladie et la malnutrition. Cette liaison aux protéines se fait surtout avec l'albumine. Seule la partie non liée du médicament est pharmacologiquement active et disponible pour la diffusion tissulaire et l'excrétion. Une diminution du taux de liaison protéique peut donc intensifier l'effet du médicament. Pour la majorité des médicaments, ces changements ont peu d'importance clinique mais pour les médicaments à indice thérapeutique faible, une augmentation, même mineure, de la fraction libre peut avoir des conséquences graves.

III. – Les métabolismes hépatiques et rénaux

Le vieillissement s'accompagne d'une altération de la capacité intrinsèque du foie à métaboliser certains médicaments. Cette diminution du métabolisme contribue à une réduction de la tolérance aux médicaments. Cependant, d'autres facteurs importants interviennent dans la réduction de ce métabolisme et, en particulier, une réduction du volume du foie et une réduction du débit sanguin hépatique (réduction de 40 à 45 % chez une personne de 65 ans par rapport à un individu de 25 ans). Le vieillissement rénal affecte, à la fois, la sécrétion tabulaire et la filtration glomérulaire. On observe après 35 ans une réduction du flot sanguin rénal de 2 % par an. Cette altération de la fonction rénale diminue l'excrétion rénale des médicaments (formes actives ou métabolites). Il faut donc réduire les doses en conséquence. Pour ajuster, chez une personne âgée, la posologie d'un médicament excrété par le rein, il faut connaître l'état de la fonction rénale et la constance d'élimination du médicament. La formule de Cockcroft permet d'avoir une approximation satisfaisante de la fonction rénale de la personne âgée.

Cc = (140 – âge) × poids/72 × créatininémie.

Cc = Clairance de la créatinine. Créatininémie en milligramme par litre (pour les femmes, le résultat est multiplié par 0,86).

IV. – **Pharmacodynamique**

Les changements pharmacodynamiques sont dus à une diminution du nombre des récepteurs et à une altération de leur sensibilité. C'est au niveau du système nerveux central et du système cardio-vasculaire que l'on retrouve les plus importantes modifications pharmacodynamiques dues au vieillissement. Au niveau du système nerveux central (SNC), on observe une diminution de la masse cellulaire, un raccourcissement du temps de conduction de l'influx nerveux, une diminution du flot sanguin cérébral et, probablement, une augmentation de la perméabilité de la barrière hémato-méningée. Plusieurs travaux cliniques permettent de penser qu'il existe une relation entre ces changements et la confusion, l'incontinence urinaire et les chutes. De plus, tout médicament qui agit sur le SNC ou qui diffuse, engendre une réponse beaucoup plus importante chez la personne âgée. La sensibilité des personnes âgées aux barbituriques est connue depuis très longtemps. Ce type de médicament ne devrait plus aujourd'hui être prescrit. Les benzodiazépines représentent un groupe de médicaments très utilisés en France par les personnes âgées. Il existe une corrélation étroite entre la sensibilité aux benzodiazépines et l'âge. Ainsi, le nombre et la fréquence des effets indésirables augmentent avec la dose utilisée et avec l'âge. Les personnes âgées qui utilisent régulièrement des benzodiazépines souffrent fréquemment de somnolence diurne, de confusion, de perte de mémoire, et quelquefois d'incoordination motrice. D'après certaines études, près de la moitié des malades âgés qui utilisent des antidépresseurs tricycliques ou des phénothiazines souffrent de vertiges et tombent. La sensibilité des personnes âgées à la digoxine est bien connue mais, outre les facteurs cinétiques (augmentation des taux sériques, augmentation de la demi-vie d'élimination), d'autres facteurs rendent la digitale plus toxique. Cependant, on les connaît peu et seuls quelques travaux expérimentaux montrent que la dose léthale de digitale diminue avec l'âge de même que son effet inotropique. Au cours du vieillissement, la sensibilité des baro-récepteurs diminue progressivement et de façon significative. Cela rend les personnes âgées plus sensibles aux modifications rapides de la pression artérielle.

V. – **L'utilisation des médicaments**

Un effet adverse est une réaction nuisible non intentionnelle faisant suite à l'emploi d'un médicament dans un but thérapeutique. Les risques d'effets adverses sont de deux à sept fois plus élevés chez les sujets de plus de 65 ans. Une partie élevée des hospitalisations des personnes âgées (15 à 20 %) fait suite à des intoxications médicamenteuses. Même si l'on sait que les personnes âgées sont plus sensibles aux effets adverses des médicaments, ces derniers sont rarement reconnus comme tels. Le médecin ne soupçonne guère le médicament d'être responsable des malaises de certaines personnes âgées. Plusieurs phénomènes adverses sont des symptômes fréquents chez la personne âgée : chute, agitation, confusion, perte de mémoire, œdème, constipation, incontinence, etc. Par ailleurs, des effets ne sont pas reconnus parce que l'on ignore la pharmacologie ou parce que le médicament n'est utilisé que depuis peu. Une autre raison pour laquelle les effets adverses des médicaments sont peu reconnus ou peu rapportés est que le médecin n'est pas toujours au courant de tous les médicaments que le malade consomme, soit qu'ils aient été prescrits par un autre médecin (50 % des personnes âgées consultent plus d'un médecin) ou qu'ils aient été achetés sans ordonnance (près de 20 % des plus de 65 ans). Chez la personne âgée, il est relativement tentant de considérer les nouveaux symptômes comme une entité pathologique différente et de prescrire d'autres médicaments qui ne font que compliquer le problème. Le taux d'effets adverses atteint 20 à 25 % lorsque plus de trois médicaments sont utilisés. Cette proportion n'est que de 12 % lorsque moins de trois médicaments sont utilisés. Un traitement prolongé est aussi facteur d'effets secondaires puisque 36 % des malades sous traitement à long terme souffrent d'au moins un effet adverse. Les traitements non nécessaires sont souvent responsables d'effets adverses. Le tiers des médicaments prescrits à des gens âgés vivant à domicile seraient inutiles ou auraient des indications douteuses. Une posologie inadaptée, qui ne tient pas compte du poids du patient ou de l'état du foie ou des reins, est la cause la plus fréquente d'effets adverses chez la personne âgée. En général, il s'agit d'un dosage excessif. La présence de maladies prédisposantes, souvent multiples ou occultes, favorise l'apparition d'effets adverses. C'est ainsi qu'un bêtabloquant présent chez un malade qui présente une insuffisance cardiaque latente peut déclencher une décompensation cardiaque. Il en est de même pour les hypnotiques et les anxiolytiques qui peuvent déclencher un état confusionnel aigu. Plus de 15 % des cas de syndromes organiques cérébraux sont directement liés à un traitement.

VI. – **Les interactions médicamenteuses**

Les personnes âgées sont exposées à un risque élevé d'interaction médicamenteuse. Une interaction médicamenteuse se produit lorsque les propriétés d'un médicament sont modifiées par l'administration d'un ou de plusieurs produits. Parmi les interactions notées, près de 70 % diminuaient l'action d'un médicament et près de 30 % l'augmentaient.

VII. – L'observance des traitements

Tout thérapeute devrait s'assurer qu'un traitement est bien compris et que les directives seront bien suivies. En effet, la non-fidélité au traitement est un des principaux facteurs d'hospitalisation d'origine médicamenteuse. Il est à noter que le taux le plus élevé de non-observance se trouve parmi les traitements antihypertenseurs et les médicaments cardio-vasculaires en général. Il semble qu'entre 25 et 50 % des malades âgés ne respectent pas les directives de leur médecin. Une personne âgée vivant seule et souffrant d'une maladie chronique est plus susceptible de ne pas adhérer à son traitement qu'une autre. Plus le traitement est de longue durée, plus les malades ont tendance à l'abandonner. Il en est de même lorsque la maladie traitée est asymptomatique ou que le malade a peur de s'habituer à son traitement. En revanche, une bonne motivation est toujours favorable à l'observance d'un traitement. Le nombre de médicaments prescrits est un paramètre important. Lorsque le nombre de médicaments passe de trois à quatre, le nombre d'inobservants double. L'omission ou l'oubli sont d'autres raisons de la non-observance du traitement. Il a été montré que la plupart des personnes âgées oublient de prendre plusieurs doses de leur traitement (souvent parce qu'elles n'en ressentent pas le besoin). Près du tiers des malades âgés manquent de renseignements sur leurs maladies et ne comprennent pas ce qui est écrit sur les notices. La prescription de psychotropes ou de benzodiazépines est en France un problème national. Environ 30 % de la population totale consomment des benzodiazépines. Cette proportion passe à 50 % chez les plus de 60 ans. Ces médicaments sont loin d'être sans effets secondaires et nous donnons à ce propos quelques conseils dans le chapitre sur les insomnies. Enfin, le médecin doit aussi évaluer l'environnement de l'individu. Il doit connaître les motifs, les aptitudes et les limitations du malade âgé. Il peut exister des problèmes d'audition, de vision, des problèmes de handicap fonctionnel qui peuvent empêcher la prise régulière et adéquate des médicaments prescrits. Il est à noter qu'il existe maintenant depuis plusieurs années un système de distribution qui facilite l'utilisation des médicaments suivant un horaire fixe et qui diminue les risques d'oubli. Enfin, il faut s'assurer que le malade reconnaisse sa responsabilité vis-à-vis de son traitement. Le malade doit jouer un rôle actif en échangeant continuellement des informations avec le médecin ou tout acteur de l'équipe thérapeutique. Enfin, il faut se rappeler que bien des maladies de la personne âgée sont d'origine iatrogène. Un mot enfin sur les génériques dont l'intérêt économique paraît évident. Les pharmaciens ont la possibilité de substituer un médicament classique par un générique moins cher. Malheureusement, la présentation du générique est différente (taille, forme, couleur) du médicament original. De plus pour une même molécule, il peut exister plusieurs génériques, dont les aspects varieront. Bien des personnes âgées ont, au moment du renouvellement de leur ordonnance, des difficultés d'adaptation aux nouvelles présentations qui peuvent être à l'origine d'erreurs de prises et donc de iatrogénicité. Il est donc impératif, chez une personne âgée de conserver toujours la même apparence du traitement (forme, couleur...) et donc au-delà des molécules, les mêmes marques (génériques ou non).

Chapitre V

L'HÔPITAL

L'hôpital et la clinique appartiennent à notre environnement quotidien. S'ils ne sont plus à redouter aujourd'hui, il en était tout autrement il y a trente ans ou plus. L'hôpital était alors synonyme de mort presque inéluctable, d'agonie ou tout au moins de souffrance. Or, beaucoup de personnes ayant la soixantaine aujourd'hui sont nées ou ont grandi à l'époque où l'hôpital n'avait pas bonne presse et ils restent encore sous cette influence. L'hôpital est aujourd'hui un lieu de passage presque obligé au cours d'une vie. La plupart des gens y sont déjà venus ou y viendront, soit en consultation externe, soit pour une courte hospitalisation afin de réaliser un examen particulièrement délicat ou à la suite d'un accident, ou encore pour soigner une maladie dont la surveillance nécessite une présence qualifiée vingt-quatre heures sur vingt-quatre.

L'humanisation des services hospitaliers, qu'ils soient publics ou privés, a grandement contribué à améliorer leur image de marque. Les salles communes où l'on pouvait rencontrer jusqu'à 50 patients, voire plus, n'existent plus. Les chambres individuelles ou à deux personnes sont maintenant la règle. Rares sont encore les structures hospitalières qui possèdent des chambres à trois ou quatre lits. Chacune de ces chambres possède ses propres sanitaires, est équipée du téléphone, de la télévision, voire d'autres équipements destinés à faciliter et à rendre plus agréable le séjour des patients. L'organisation interne des services diffère que l'on sotf dans un centre hospitalier universitaire

(CHU), en centre hospitalier régional (CHR) ou en clinique médicale ou chirurgicale. Plus la structure est complexe, plus il est difficile d'identifier la personne réellement responsable de votre séjour. Il convient donc dès le premier jour d'hospitalisation de demander quel est le médecin (son nom) responsable de votre séjour. La principale difficulté rencontrée par les personnes âgées à l'hôpital est liée à l'environnement. En effet, celles-ci ont du mal à s'adapter à un nouvel environnement (lieu différent, personnes inconnues, habitudes différentes, alimentation différente). Plus la personne avance en âge, plus les difficultés d'adaptation sont marquées. Cette situation se rencontre aussi chez des gens parfois moins âgés mais ayant une vie particulièrement sédentaire. Cette lenteur d'adaptation, voire cette inadaptation peuvent créer des situations parfois dramatiques si le personnel soignant n'est pas habitué aux problèmes spécifiques des personnes âgées. À tout moment de votre séjour à l'hôpital, vous ou votre famille peuvent très bien demander des explications au médecin responsable ou à la surveillante. Votre médecin traitant peut aussi à tout moment prendre contact avec le médecin de l'hôpital afin de préciser les données du diagnostic ou tout simplement s'informer de votre état de santé et des perspectives thérapeutiques. Quelle que soit la raison de l'hospitalisation, on devra toujours veiller à ce qu'elle soit la plus courte possible. On devra aussi préférer l'hospitalisation dans un établissement proche du domicile de la personne ou de la famille permettant ainsi des visites fréquentes des membres de la famille, d'amis ou de connaissances.

On réalise de nos jours des interventions chirurgicales de plus en plus compliquées ou lourdes chez des personnes parfois très âgées. Le résultat final de ces interventions dépend souvent de la qualité de l'environnement humain pré- et postopératoire. Plus le personnel sera qualifié et aura du temps à passer auprès des personnes âgées, moins le traumatisme de l'intervention et de l'environnement étranger dans lequel elles se trouvent, sera néfaste sur l'ensemble de leur santé. Il conviendra de compléter les soins habituels par une réadaptation fonctionnelle adaptée et vigoureuse (préférer plusieurs séances quotidiennes de quinze minutes à une seule séance d'une demi-heure). Deux cas de figure peuvent se présenter à la suite d'une hospitalisation de personne âgée. La première, favorable, est le retour à domicile. La personne âgée pourra reprendre ses activités passées sans qu'il y ait d'intervention ou de suivi médical particulier. Dans le second cas, la personne ne peut transitoirement pas regagner son domicile. Cette situation peut être due à une trop grande faiblesse générale, voire à un handicap né de l'hospitalisation ou de la suite d'une chirurgie. Une hospitalisation en maison de rééducation spécialisée (gériatrique) est alors parfaitement justifiée. Mais il doit s'agir d'un établissement particulièrement actif dont le but n'est pas d'être un lieu de passage transitoire entre l'hôpital et la maison de retraite, mais un lieu de réadaptation à une vie autonome. Ces établissements devront veiller à avoir une équipe psychomédicale attentive, une rééducation efficace et des conditions d'hospitalisation générale et de restauration tout à fait décentes. Ces structures sont malheureusement rares. Dans certains cas, le recours à un placement dans un établissement susceptible de conserver la personne pendant plusieurs années sera nécessaire. Il existe de nombreux établissements de ce type. Malheureusement, là encore, les réalisations de qualité sont peu nombreuses et souvent fort onéreuses et non prises en charge. L'autre alternative consiste à garder la personne à son domicile et à mettre en place autour d'elle des structures d'assistance lui permettant de vivre en toute sécurité à son domicile (médecin, kinésithérapeute, infirmière, aide-ménagère, aide soignante, garde-malade). L'adresse de ces structures peut être trouvée facilement à la mairie du lieu d'habitation de la personne. Enfin, il existe des établissements spécialisés dans certaines maladies (maladie d'Alzheimer). Mais aujourd'hui la plupart des patients peuvent regagner leur domicile avec ou sans une structure d'aide grâce aux soins adaptés d'un personnel soignant motivé.

Chapitre VI

CONSEILS POUR UNE MEILLEURE PRÉVENTION

La prévention primaire est au cœur du « Bien vieillir ». Elle nécessite un bilan adapté à chacun qui va permettre de mettre en évidence les faiblesses et les carences mettant l'organisme en danger. La correction de celles-ci permettra de modifier la réalité physiologique du patient. Ces corrections s'appuient avant tout sur une meilleure hygiène de vie (nutritionnelle et exercice physique), mais pas seulement.

I. – La nutrition

Bien vieillir dépend aussi de son hygiène de vie personnelle. La nutrition a une place de toute première importance dans l'hygiène de vie de la personne âgée. On connaît maintenant, depuis environ quinze ans, l'importance de la nutrition sur l'apparition et le développement des maladies cardio-vasculaires, de l'hypertension artérielle, de l'obésité et de bien d'autres maladies. Une alimentation équilibrée ne pourra que participer au bon vieillissement de l'individu.

1. **Effets de la sénescence sur la nutrition.** – L'acte de se nourrir paraît si simple qu'on en oublie la complexité. Il nécessite, en effet, la mise en œuvre harmonieuse de nombreux gestes, démarches et fonctions dont l'intégrité peut être compromise par le vieillissement, entraînant alors une altération de la qualité et/ou de la quantité de l'apport alimentaire. Lorsque

la personne vieillit, il s'ensuit une réduction de ses activités (maladie, changement des habitudes de vie...). La conséquence en est une diminution de la dépense énergétique ayant pour corollaire une diminution de la faim. Ce phénomène est accentué par la baisse progressive du métabolisme basal avec l'âge. Quant à l'appétit, il est souvent diminué, voire absent du fait de l'association d'un syndrome dépressif, latent ou patent. L'association de ces différents facteurs risque, à terme, de compromettre l'état nutritionnel de l'individu. Le manque d'appétit peut également résulter de la diminution de l'acuité du goût et de l'odorat, essentielle au plaisir de manger. Mais l'efficacité du processus de digestion dépend aussi du bon fonctionnement de l'appareil digestif. Cette digestion commence avec la mastication, état préparatoire de la digestion. Or, le mauvais état dentaire général des personnes âgées rend cette mastication difficile amenant de nombreuses personnes à éliminer de leur régime des aliments riches en fibres, en vitamines, ainsi que la viande. L'apport protéique et vitaminique est donc réduit. Selon certaines études menées auprès de personnes âgées à faibles revenus, 98 % des gens n'ont plus leurs dents et 50 % ne portent plus de prothèse dentaire (prothèse dentaire mal ajustée, gingivite, parodontopathie). Il est donc essentiel de vérifier très régulièrement l'état dentaire (ou des prothèses) des personnes âgées afin d'éviter le délabrement buccal. Qui plus est, les techniques modernes de soins permettent aujourd'hui de réaliser de véritables merveilles, et cela, sans douleurs. D'autre part, la réduction des sécrétions salivaires, associées à certains troubles de la motricité œsophagienne, entraîne des problèmes de déglutition pouvant expliquer l'impression d'étouffement que ressentent les personnes âgées au cours des repas. La fréquence des gastrites augmente avec l'âge et la diminution de la sécrétion chlorhydrique contribue à réduire l'efficacité de l'absorption du calcium, du fer et de la vitamine B12. Le ralentissement de la motricité digestive est responsable de nombreux petits problèmes dont se plaignent fréquemment les personnes âgées. Certains aliments sont moins bien tolérés (dyspepsie). Le ralentissement du péristaltisme intestinal entraîne une constipation à l'origine d'une consommation de laxatifs parfois considérable. Laxatifs qui se révèlent à long terme extrêmement nocifs. La principale conséquence de cette situation est une réduction des réserves et des capacités fonctionnelles de l'organisme. La masse musculaire qui représente environ 45 % du poids total chez l'adulte jeune tombe à 27 % après 70 ans. Il en résulte une plus grande vulnérabilité du corps (infections, traumatismes, chirurgie).

2. **Les besoins nutritionnels de la personne âgée.** – Il est généralement admis que les besoins nutritionnels qualitatifs varient peu avec l'âge. Les besoins énergétiques diminuent graduellement avec l'âge suite à la réduction du métabolisme de repos et à la diminution du niveau d'activité physique. On peut attribuer cette baisse à la diminution du nombre de cellules actives et de leur degré d'activité. Mais le niveau d'activité physique reste cependant l'élément essentiel. Si la personne âgée maintient un niveau d'activité normal en faisant de l'exercice ou du sport, ses besoins ne seront que légèrement réduits par rapport à une personne plus jeune. Dans la réalité, peu de personnes de plus de 70 ans maintiennent un niveau d'activité suffisant pour élever à 2 400 calories par jour leur besoin énergétique total. D'autre part, la diminution des besoins énergétiques peut compromettre l'apport des autres éléments essentiels. Ainsi, un régime inférieur à 1 200 calories par jour sera difficilement adéquat sans supplémentation vitaminique et minérale. Plus l'apport énergétique diminue, plus la qualité de l'alimentation doit être excellente. Chez la personne âgée, l'insuffisance calorique résulte le plus souvent de la

pauvreté, de l'apathie, de la confusion, de la solitude ou de l'isolement. Elle peut aussi être secondaire à une maladie chronique. La perte de poids en est le signe le plus évident. À long terme, une alimentation inadéquate entraîne des carences plus spécifiques. Les plus fréquentes étant des carences en fer, en folates, en acides ascorbiques, en calcium et en vitamines D. L'appauvrissement du régime en protéines, en fruits, en légumes et en produits laitiers en est la cause. Plus faciles à entreposer et demandant moins de préparation, les aliments glucidiques (pain, céréales, biscuits, féculents) constituent l'apport énergétique principal de beaucoup de vieillards mais n'apportent pas les vitamines et les minéraux requis. Bien que la carence nutritionnelle soit rarement franche, mais le plus souvent latente ou subclinique, elle aggrave toujours la fatigue, la démotivation, l'inactivité. Elle maintient, en fait, un cercle vicieux qui accentue l'état de dénutrition et entrave tout processus de guérison ou de réadaptation. Les carences en vitamine B1 et en vitamine B2 sont rares mais peuvent se manifester chez les alcooliques chroniques. Les anémies nutritionnelles surviennent par suite d'un manque de fer, de folates, de vitamines B12, de vitamines C ou de l'ensemble de ces nutriments impliqués dans l'érythropoïèse. La déficience en vitamines B12 est rarement primaire, associée à une insuffisance en facteurs intrinsèques due à une achlorhydrie ou à une gastrite chronique. Les correctifs appropriés doivent être apportés à l'alimentation et l'on doit instaurer une supplémentation selon la gravité de l'état clinique et les difficultés de la personne à s'alimenter. La rareté des produits laitiers dans le régime des personnes âgées prend une importance toute particulière. L'insuffisance en calcium et en vitamine D accélère la perte osseuse conduisant à l'ostéoporose. Le sédentarisme, le manque d'exposition aux rayons du soleil contribuent à l'évolution de cette maladie multifactorielle et très débilitante qui peut mener à l'institutionnalisation. En cas d'intolérance au lactose ou de refus de consommer des aliments riches en calcium, un supplément doit être indiqué. L'eau et les fibres alimentaires manquent souvent dans l'alimentation des personnes âgées. Une des conséquences en est la constipation chronique avec son recours habituel aux laxatifs. Les fibres apportées par les fruits et les légumes frais, les céréales et le son améliorent la motilité intestinale. L'eau qui est essentielle au bon fonctionnement de l'intestin et des reins est primordiale et son apport doit être augmenté en cas de fièvre, de diarrhée, d'infection respiratoire. Il faut compter environ 1 ou 2 l d'eau quotidiens afin de couvrir les besoins hydriques de l'organisme. L'obésité est une forme de malnutrition et il faut se souvenir que l'excès d'apports caloriques ne signifie pas nécessairement que les besoins en nutriments sont satisfaits. Plus fréquente chez la femme âgée, l'obésité ne résulte pas toujours d'une consommation alimentaire excessive mais de l'inactivité. Elle augmente la gravité de certaines maladies (diabète, arthrose, pathologies cardio-vasculaires...), limite la mobilité de l'individu et compromet les succès des efforts de réadaptation. Selon les besoins, et après avoir fixé un objectif réaliste, on peut tenter de corriger l'obésité en réduisant l'apport calorique grâce à l'élimination des éléments à faible densité nutritionnelle (boissons gazeuses, pâtisseries, sucreries, etc.) et en proposant une alimentation plus saine. La prescription d'un régime hypocalorique dépend de l'âge de l'individu, de sa collaboration, des bienfaits escomptés et l'apport ne doit jamais être inférieur à 1 000 calories par jour tout en prévoyant des suppléments vitaminiques et minéraux. Il faut éviter à tout prix que le régime prescrit devienne une source supplémentaire de stress inutile et indésirable. On pourra simplement essayer de corriger certaines erreurs alimentaires trop fréquentes telles que des abus de sucre simple consommé le plus souvent isolément, des abus de corps gras d'origine animale et enfin parfois des abus de sel ou d'alcool.

En revanche, un régime trop sévère, la suppression de certains aliments investis par la personne pourront aboutir à une dépression dont les conséquences peuvent être catastrophiques pour le patient. Il faudra donc trouver un équilibre entre les besoins d'amaigrissement et les nécessités psychoaffectives de la personne. La dénutrition, chez une personne âgée, n'est jamais isolée. Elle est soit la conséquence d'un syndrome dépressif pouvant évoluer depuis de longues années, plus ou moins à bas bruit, ou d'une pathologie sous-jacente parfois inconnue, ou encore de problèmes socio-économiques graves. L'état de dénutrition en lui-même conduisant à une asthénie psychophysique ne pouvant que secondairement aggraver ladite dénutrition, il s'agit donc d'un cercle vicieux. Il convient de rééquilibrer la ration alimentaire quantitativement et progressivement. Il faudra donc ne pas hésiter à donner jusqu'à cinq ou six petits repas par jour ayant un apport qualitatif important. Il faudra veiller à avoir un apport hydrique suffisant pour assurer une diurèse minimale d'environ 1,5 l par jour. Il faudra, bien sûr, veiller à la présentation des mets pour rendre les prises alimentaires appétissantes tout en tenant compte des goûts, des habitudes et des humeurs du patient. Les carences, quel que soit leur type, sont fréquentes et peuvent passer totalement inaperçues. Les carences protéiques sont souvent latentes et peuvent se révéler à l'occasion d'une maladie infectieuse, d'une affection chirurgicale, d'une suppuration chronique, d'une malabsorption, etc. On peut suivre la régression de ce type de carence sur le poids, l'aspect, la régression d'une anémie, la disparition d'une hypoprotidémie, une hypo-albuminémie, etc. On peut rencontrer des carences à la vitamine D essentiellement chez des gens n'étant jamais exposés au soleil et/ou ayant des régimes monotones. Les carences aux vitamines du complexe B sont plus souvent retrouvées chez des éthyliques chroniques, dans des régimes monotones, secondaires à des malabsorptions (gastrite atrophique pour la vitamine B12) ou encore par abus du sucre raffiné. Les carences en vitamine C peuvent se voir dans des régimes pauvres en légumes verts et en fruits. Les carences en vitamine A chez des patients ayant éliminé de leur régime tout beurre. Les carences minérales touchent le fer, le calcium, le magnésium et bien d'autres minéraux. Les carences en fer surviennent la plupart du temps à la suite d'un saignement chronique (digestif, urinaire ou gynécologique), par malabsorption (gastrite atrophique), ou par insuffisance d'apport. Les déficits en calcium sont le plus souvent liés à des phénomènes multicarentiels et, en particulier, à des rations insuffisamment pourvues en produits laitiers. Les carences en magnésium existent aussi chez la personne âgée. Elles peuvent même favoriser la survenue de troubles du rythme cardiaque. Ces carences sont la plupart du temps secondaires à un apport insuffisant, d'où la nécessité d'enrichir les apports nutritionnels par des céréales, des légumineux, des oléagineux, du chocolat ou des eaux riches en magnésium. Il ne faut pas hésiter à insister sur l'importance de trois repas vrais par jour, parfois associés à un goûter. Le repas du soir est trop souvent négligé par la personne âgée (un bol de soupe et des sucreries). Ce type de repas insuffisant et trop sucré peut entraîner des hypoglycémies nocturnes majorant très souvent l'insomnie, fréquente chez les personnes âgées. Il est plus souhaitable de consommer des aliments protidiques le soir. La constipation est une obsession chez la personne âgée. Elle doit être combattue par un régime riche en fibres non irritantes (légumes verts cuits) associés à des aliments contenant du lactose et du lévulose (pain d'épices, fruits secs, etc.). Enfin, en cas de maladie associée, il convient de majorer les apports hydriques et les apports protéiques. Le problème des régimes chez les personnes âgées est complexe. Certaines maladies (hypercholestérolémie, insuffisance cardiaque, hypertension artérielle, néphropathie, lithiase, diabète, colopathie...) nécessitent des régimes particuliers. Aucun de ces régimes ne doit être draconien sous peine d'être lui-même à l'origine de carences et responsable d'autres pathologies. Très rares sont les patients qui nécessitent un régime véritablement sévère. En fait, il s'agit le plus souvent simplement de quelques règles hygiéno-diététiques destinées à favoriser la survenue et le maintien d'un nouvel équilibre. L'idéal serait là encore de consulter dans un centre spécialisé qui pourra effectuer les dosages sanguins indispensables et l'évaluation des différents compartiments corporels (masse grasse, masse maigre, masse osseuse et hydratation) indispensables à la prescription d'un régime réellement personnalisé.

II. – Les activités physiques et intellectuelles

1. **Les activités physiques.** – Les personnes âgées font en général peu de sports. Ceci pour essentiellement trois raisons. La première est que le sport n'était pas à la mode il y a cinquante ou soixante ans. En effet, à cette époque, le sport était réservé à une élite qui avait à la fois le temps et les ressources pour pratiquer une activité sportive. D'autre part, les structures sportives et de loisirs étaient peu nombreuses. À cela vient s'ajouter la croyance que le sport n'est pas adapté ou profitable à la personne âgée. Il n'existe aucune véritable contre-indication médicale à la pratique d'un sport ou d'une rééducation adaptée. En revanche, les bienfaits à en attendre sont nombreux. Une activité sportive peut augmenter les capacités physiques de l'individu se traduisant par une plus grande capacité pulmonaire, par une augmentation de la résistance physique (monter plus facilement les escaliers). Au

bienfait purement physique de la pratique d'une activité physique va s'ajouter un bienfait moral et intellectuel venant s'associer à une revalorisation du corps âgé. Pour une personne qui a pratiqué un sport toute sa vie, il est clair qu'elle doit le continuer, y compris au-delà de 60-65 ans ou 70 ans, en fonction de ses aptitudes physiques. Il faut, bien sûr, adapter le sport pratiqué aux nouvelles capacités physiques de la personne. L'endurance doit toujours être favorisée par rapport aux sports violents. Pour quelqu'un qui n'a jamais été un grand sportif, les sports les plus adaptés seront les sports qui permettent une pratique douce et régulière. Le vélo ou la natation par exemple permettent de commencer un entraînement à son propre rythme, pouvant être arrêté dès l'apparition d'une fatigue, et repris ensuite. On peut alors suivre régulièrement les progrès réalisés. Les sports d'endurance sont particulièrement indiqués pour un certain nombre de maladies cardio-vasculaires et pulmonaires (hypertension artérielle). En cas d'arthrose, on préférera, bien évidemment, des sports où les articulations sont en décharge tels que la natation. En effet, la natation et les rééducations en piscine permettent d'assouplir les articulations, de diminuer les douleurs et d'augmenter la résistance articulaire. Pour débuter un sport, la personne âgée doit vaincre une double réticence. La sienne propre, vis-à-vis de son corps et de l'image du corps âgé dans la société, et vis-à-vis d'une nouvelle activité avec son corollaire d'anxiété et de peur. Mais l'expérience montre que toutes les personnes âgées ayant réussi à dépasser ces deux obstacles ont connu d'énormes bienfaits physiques et psychiques grâce aux pratiques sportives douces et régulières. La douceur et la régularité sont en effet deux caractères clés de toute activité sportive. La douceur est indispensable pour éviter d'aggraver une pathologie sous-jacente ou d'en voir apparaître une nouvelle. La régularité est nécessaire pour obtenir un bienfait physique dû à l'augmentation de la capacité fonctionnelle des différents appareils concernés.

2. **Les activités intellectuelles.** – Il faut toujours garder à l'esprit que toute activité physique ou intellectuelle qui n'est plus pratiquée par une personne âgée ne le sera plus jamais. En effet, comme l'ont écrit bien des auteurs, une capacité ou une aptitude ne s'use que si l'on ne s'en sert pas. Il en va de même pour une articulation ou pour la mémoire. La réduction des centres d'intérêt pour une personne âgée comme la réduction de ses contacts avec l'extérieur amène progressivement une diminution de ses capacités d'attention, de rétention mnésique, d'analyse et d'anticipation. Il en va de même pour l'attention, la concentration, la mémorisation comme pour la souplesse d'une articulation. Moins on utilise l'articulation, moins elle est souple, plus elle se rigidifie. De la même manière, moins on fait appel à ses capacités d'attention ou de mémorisation, moins ces capacités sont performantes. Il convient donc d'instaurer parallèlement à une gymnastique physique régulière et progressive une gymnastique intellectuelle. Celle-ci sera bien sûr variable en fonction du niveau culturel et intellectuel des personnes ainsi que de leur vécu. Il n'est pas nécessaire d'être équipé de multiples ordinateurs pour lutter au quotidien contre les pertes de mémoire. En effet, on peut imaginer quantité de petits exercices tout à fait bénéfiques à la mémorisation et à la plasticité cérébrale. La plasticité cérébrale traduit la capacité pour les cellules cérébrales de se développer afin de créer de nouvelles interconnexions avec les cellules voisines. Cette fonction permet de compenser la perte régulière des neurones ou cellules cérébrales (environ 100 000 cellules par jour). Un exemple simple est la lecture quotidienne d'un journal. Vous choisissez au départ deux ou trois articles que vous lisez attentivement. À la fin de ces trois lectures, vous prenez une

feuille de papier et vous résumez les points importants de chacun de ces trois articles puis vous comparez ce que vous avez écrit et les idées-forces ou les idées clés des articles. Vous avez là un moyen simple de vérifier au fur et à mesure des jours et des semaines quel est votre niveau d'attention et de mémorisation. Une expérience intéressante a été réalisée aux États-Unis où l'on a comparé les performances mnésiques de deux groupes de personnes. Le premier groupe était composé de jeunes gens de 20 à 25 ans. Le second groupe était composé de personnes âgées de plus de 70 ans. On a fait passer à ces deux groupes les mêmes tests de mémorisation et on a pu montrer une nette supériorité du groupe le plus jeune sur le groupe le plus âgé. Le groupe âgé a ensuite été soumis pendant trois mois à un entraînement de mémorisation actif. Puis l'on a, à nouveau, comparé les deux groupes. Les performances au plan de la mémorisation étaient identiques. La seule différence qui existait était une moins grande rapidité d'acquisition dans le groupe des plus âgés. Cette étude montre très clairement que les troubles de l'attention ou les troubles de la concentration ou de la mémorisation chez la personne âgée ne sont pas inéluctables. En revanche, ne pas voir diminuer ses capacités physiques ou ne pas voir diminuer ses capacités intellectuelles dépendent des efforts et de la volonté que chaque individu est prêt à mettre dans sa propre hygiène de vie. On peut bien vieillir mais il faut savoir aussi lutter pour bien vieillir.

III. – La kinésithérapie

La kinésithérapie ou la rééducation fonctionnelle sont des outils de toute première importance pour maintenir ou réacquérir une certaine autonomie fonctionnelle. Après un bilan médical, le médecin peut prescrire des séances de rééducation permettant de travailler spécifiquement une articulation ou un groupe d'articulations douloureuses ou ankylosées, voire une fonction (la marche, l'équilibre...). Ce travail local ou loco-régional doit être complété par un travail plus général de l'ensemble du corps. Une amorce de cette rééducation générale peut être entreprise à travers les groupes de gymnastique douce qui existent dans de très nombreuses communes. La rééducation en piscine est utile dans les atteintes rhumatologiques les plus marquées.

IV. – Les cures thermales, la thalassothérapie

Les cures thermales sont d'un grand intérêt car elles permettent à la personne, tout en étant déchargée de l'ensemble des contraintes alimentaires et d'entretien liées à sa vie quotidienne, d'entrer dans un programme de rééducation associant plusieurs thérapeutiques (application de boue, piscine thermale, douche au jet, etc.). Le thermalisme n'est pas un phénomène marginal car 10 millions de cures thermales sont prescrites par an dans le monde et plus de 420 000 en France. L'intérêt thérapeutique des cures thermales est basé sur les propriétés de l'eau. Cette eau thermale est chargée en un ou plusieurs éléments minéraux naturels actifs. Les propriétés thérapeutiques de la plupart des eaux minérales diminuent rapidement avec le temps. Il est donc indispensable au patient de se rendre sur place et c'est la raison d'être des stations de cure thermale. Parallèlement à l'eau thermale, certaines stations mettent en œuvre des boues ou des émanations de gaz thermaux. Les cures sont particulièrement bénéfiques aux malades chroniques et aux convalescents de maladies aiguës. Elles sont contre-indiquées dans toutes les maladies aiguës. Elles sont efficaces en rhumatologie, en pneumologie, dans les affections cutanées, en gynécologie, dans les affections ORL chroniques, dans les séquelles de phlébite, dans la pathologie digestive et dans les pathologies migraineuses. On retrouve dans les pathologies venant d'être citées bien des maladies touchant la personne âgée. L'intérêt thérapeutique pur d'une cure thermale est complété par un intérêt psychologique (dépaysement, changement d'environnement) et par la mise au repos des patients (pas de courses à faire). Il s'agit donc d'une forme de soins reconnus par la Sécurité sociale et particulièrement efficaces en complément des thérapeutiques habituelles. La thalassothérapie est l'emploi thérapeutique des éléments du milieu marin. Elle englobe deux types de traitement que sont la cure héliomarine et la rééducation en piscine d'eau de mer. La cure héliomarine va apporter un bienfait général, alors que la rééducation en piscine d'eau de mer va permettre une rééducation particulièrement active et efficace des segments de membres, grâce au principe d'Archimède qui supprime la pesanteur des segments immergés et permet des mouvements impossibles autrement. Le réchauffement des muscles est un préalable à toute rééducation amenant une atténuation des contractures musculaires dans l'eau chaude et une amélioration de la circulation, de la pression hydrostatique et de la résorption des œdèmes. Il est à noter que le bain est analgésique et donne un meilleur sens de l'orientation des mouvements avec une mise en confiance du malade lors de l'immersion. Peuvent bénéficier considérablement de ce type de cure, les patients âgés ayant bénéficié d'une chirurgie ostéo-articulaire, ayant des rhumatismes chroniques (arthrose), des sciatiques, des périarthrites scapulo-humérales, des névralgies cervico-brachiales, des polynévrites et certaines hémiplégies.

V. – **La sexualité**

La sexualité des personnes âgées ne doit ni être ressentie comme une tare, ni comme une perversion, ni comme une obligation. Elle est le prolongement naturel d'une relation s'établissant entre deux individus. L'âge n'est pas une contre-indication médicale à une pratique sexuelle. En revanche, l'involution des organes génitaux féminins après la ménopause peut provoquer un certain nombre de difficultés mécaniques qu'une hormonothérapie locale sous surveillance pourra contribuer à atténuer, voire à lever complètement. Une consultation en gynécologie pourra, s'il en est besoin, répondre à ces petits problèmes.

VI. – **Phytothérapie, homéopathie et oligo-éléments**

À côté des médicaments allopathiques (médicaments classiques) et leur cortège d'effets secondaires, il existe d'autres familles thérapeutiques. L'homéopathie, la phytothérapie, les oligo-éléments sont autant d'alternatives thérapeutiques intéressantes pour traiter certains dysfonctionnements du corps humain âgé. La phytothérapie (thérapeutique par les plantes) peut être d'un grand secours chez les personnes âgées. La quasi-absence d'effets secondaires est particulièrement appréciée sur un terrain déjà fragilisé. Cette gamme de produits peut être utilisée dans les troubles anxieux et les troubles du sommeil. L'homéopathie (méthode thérapeutique qui consiste à traiter les maladies à l'aide d'agents qu'on suppose doués de la propriété de produire sur l'homme sain des symptômes semblables à ceux qu'on veut combattre), recours à des agents thérapeutiques à très faible concentration. Elle s'applique plus particulièrement aux modifications individuelles de l'état de santé, soumis à toutes les agressions quotidiennes d'origine externe (familiales, professionnelles ou sociales) et d'origine interne (surmenage, stress, intoxication, faute d'hygiène physique ou psychique). Elle peut, dans bien des cas, s'adapter exactement à un ensemble de symptômes pour lesquels aucun diagnostic précis n'a pu être établi. On trouve dans le même cadre, les traitements à base d'oligo-éléments. Les oligo-éléments sont des métalloïdes (fer, zinc, magnésium, fluor, cuivre, aluminium, iode, calcium, chrome, cobalt, lithium, or, sélénium, souffre, zinc) dont la présence à des doses infinitésimales dans le corps humain est indispensable à son bon fonctionnement. La phytothérapie comme l'oligothérapie peuvent donc être considérées comme des médicaments de terrain et être d'un grand intérêt chez des personnes parfois carencées de par le vieillissement du système digestif ou par une alimentation déséquilibrée.

VII. – **Les voyages**

« Les voyages forment la jeunesse. » On pourrait aussi écrire : « Les voyages redonnent une seconde jeunesse ». Toutes les personnes âgées peuvent voyager (voiture, train, avion) à condition de bénéficier d'une certaine autonomie ou d'un encadrement adapté. Il n'y a pas à proprement parler de contre-indication médicale aux voyages, sauf en cas de maladie aiguë ou de déséquilibre d'une maladie chronique. Votre médecin pourra vous rassurer ou vous déconseiller un voyage particulier.

VIII. – **Les vaccinations**

La vaccination des personnes âgées reste souvent trop négligée. Elle se résume, le plus souvent et au mieux, à quelques injections lors de voyages à l'étranger. La vaccination antitétanique et antipoliomyélite est obligatoire en France quel que soit l'âge. Chaque année environ 200 à 300 personnes décèdent dans notre pays du tétanos. Les deux tiers ont plus de 65 ans. Ces chiffres montrent l'absence d'immunité constatée, chez les personnes âgées, non vaccinées ou vaccinées depuis longtemps, sans avoir fait les rappels obligatoires. On estime à près de 30 millions le nombre de personnes en France ayant besoin d'un rappel ou d'une vaccination complète. L'attitude vis-à-vis de la poliomyélite est plus incertaine. Le nombre de cas augmente en France, principalement, du fait des cas importés. Mais compte tenu de l'absence de tout risque lié à la vaccination, une attitude préventive est justifiée. De par l'absence de contre-indications à la vaccination et la gravité de ces maladies chez la personne âgée, il est impératif de se faire vacciner. Un rappel (tétanos-polio) suffit si la dernière injection date de moins de dix ans. Si l'intervalle de temps écoulé est supérieur à dix ans, alors une revaccination complète est nécessaire. Elle consiste en trois injections à environ un mois d'intervalle, puis un rappel un an plus tard et enfin, tous les dix ans. La grippe constitue une des maladies infectieuses les plus graves chez la personne âgée et elle est responsable, tous les ans, de nombreux décès. Le risque de morbidité est très augmenté en cas de maladies cardio-vasculaires ou pulmonaires. Le seul moyen efficace de protection contre la grippe est la vaccination antigrippale. Elle doit être réalisée annuellement (car le virus mute tous les ans), en octobre, dès la mise en vente du vaccin dans les pharmacies. 60 % des pneumonies et 65 % des méningites, chez la personne âgée, sont dus au pneumocoque. L'apparition de pneumocoques résistant aux antibiotiques fait que le recours à la vaccination devient légitime chez les personnes les plus fragiles (insuffisance cardiaque ou pulmonaire, diabète, dénutrition, cancer). La vaccination par le bacille de Calmette et Guérin (BCG) est obligatoire en France. Il est important de vérifier son immunité vis-à-vis de la tuberculose régulièrement (tous les deux ans) et quel que soit l'âge de la vie. Les autres vaccinations sont fonction des contextes particuliers (vaccination antiamarile, anticholérique).

IX. – Les traitements antivieillissement

Être « jeune » dans sa tête n'est pas toujours suffisant. Beaucoup de gens souhaitent améliorer leur image physique en ayant recours à des traitements médicaux (crèmes, injections...) ou chirurgicaux. Tous les traitements externes tels que les crèmes ne traversent pas l'épiderme et n'ont donc aucune action curative ou préventive, malgré les dires des réclames. Les injections de collagène ont une action certaine sur les rides, mais leur durée d'action dépasse rarement six mois. Ces injections peuvent être répétées. La seule contre-indication est l'allergie. Les cures de rajeunissement sont la plupart du temps à base de cellulothérapie ou d'organothérapie. Elles consistent en l'injection de cellules ou d'extraits cellulaires d'embryon ou de jeunes animaux. Les effets de ces cures sont discutés. Les bienfaits, lorsqu'ils existent, surviennent quelques jours après la fin du traitement et persistent de quelques semaines à quelques mois. Elles peuvent être répétées. En revanche, il existe un grand risque allergique et de contamination bactérienne ou virale, si le conditionnement, ainsi que les contrôles ne sont pas parfaits.

Une des voies les plus prometteuses dans le domaine de la lutte contre le vieillissement est la lutte contre les carences hormonales. Lorsque la ou les carences sont clairement identifiées, elles peuvent bénéficier d'une substitution à l'image de la thérapie substitutive hormonale de la ménopause. La substitution hormonale globale est une réponse logique aux carences multiples qui se mettent insidieusement en place dans notre organisme dès la trentaine. L'association de la substitution et d'une meilleure hygiène de vie doit nous permettre, grâce à un contrôle médical rigoureux, d'améliorer notre santé et d'augmenter notre longévité. La chirurgie du vieillissement est principalement esthétique. Les liftings, les chirurgies de remodelage peuvent être remarquablement efficaces. Mais elles ne font que retarder l'inéluctable. La chirurgie ne peut être que rarement répétée. L'idéal pour ceux que ces techniques intéressent est la lecture dans la même collection du « Que sais-je ? » *Les techniques de lutte contre le vieillissement*.

CONCLUSION

La gérontologie est à la fois une authentique spécialité et le contraire d'une spécialité, dans la mesure où elle est multidisciplinaire. Cette situation conduit naturellement à des visions, parfois très différentes, de cette discipline, et en particulier, en fonction de sa formation initiale (médecin, démographe, psychologue, sociologue, travailleur social).

Cet ouvrage fait la synthèse des différents courants de pensées qui gravitent autour de la gérontologie.

Mais quelle que soit sa formation d'origine, le gérontologue aura à cœur de faire la synthèse de tout ce qui touche à la personne âgée, afin de prévenir le handicap, étape majeure dans l'évolution de la personne, et à l'origine de souffrances physiques et psychologiques majeures, ainsi que d'un coût social et financier, toujours plus lourd pour notre société.

La qualité des intervenants, leur volonté de considérer la personne âgée comme un tout indissociable de son histoire, de son environnement, de ses maladies, de ses désirs, peut nous permettre à tous, de contribuer à transformer la gérontologie et la vieillesse, en une période riche de la vie d'un être humain.

BIBLIOGRAPHIE

Alberts B., Bray D., Lewis J., Raff M., Roberts K. et Watson J. D., *Biologie moléculaire de la cellule,* Paris, Flammarion, « Médecine Sciences », 2e éd., 1989.

Arcand M. et Hébert R., *Précis pratique de gériatrie,* Paris, Maloine EDISEM, 1987.

Bourlière F., *Gérontologie, biologie et clinique,* Paris, Flammarion, « Médecine Sciences », 1982.

Cassel C., Riesenberg D., Sorensen L. et Walch J., *Geriatric Medecine,* New York, Springer Verlag, 1990.

Grumbach R., *Gériatrie pratique,* Paris, Doin Éditeurs, 1988.

INSEE, Les personnes âgées, *INSEE première,* n° 146, juin 1991, Paris, 1991.

Laforêt J., *Introduction à la gérontologie,* Québec, Hurtubise, 1989.

Martin E. et Junod J.-P., *Abrégé de gérontologie,* Paris, Masson, 3e éd., 1983.

Messy J., *La personne âgée n'existe pas,* Paris, Éd. Rivages, 1992.

Thevenet A., *Le quatrième âge,* Paris, PUF, « Que sais-je ? », n° 2454, 1980.

Thomas P., Pesce A. et Cassuto J.-P., *Maladie d'Alzheimer,* Paris, Masson, « ABC », 1989.

TABLE DES MATIÈRES

Imprimé en France
par MD Impressions
73, avenue Ronsard, 41100 Vendôme
Octobre 2008 — N° 54 863